「健康」語りと日本社会

リスクと責任のポリティクス

高尾将幸

takao masayuki

新評論

まえがき

語られる言葉としての「健康」を考えてみたい——本書はそう思って書いたものである。それゆえ、「健康」のための食事や休養の仕方、あるいは「健康とは何か?」という問いに対する答えのようなものを欲している人にとっては、あまり役に立つ本ではないかもしれない。

筆者は社会学を学んでいる一人であり、医学領域で専門的なことを学んでいるわけではない。それでも、「健康」に関連することを学んだり、仕事をしている人たちには、本書をぜひ読んでもらいたいと思っている。

しかし、言葉という観点から「健康」を論じることにどんな意義があるのだろうか。それを説明する前に、まずは「健康」の定義のされ方に触れておくことにする。

世界保健機関（ＷＨＯ）の定義では、「健康とは、単なる疾病や衰弱の欠如のみならず、完全な身体的、精神的、社会的な良好の状態である」とされている。これは抽象的な理念の話であり、日常的な実感からはやや遠い感じがしてしまう。

それでは、「健康」とはいったいどういうことであろうか。病気ではないこと、働けること、病気や障がいがあっても満足して人生を営んでいくこと、自分の身の周りの生活を自由にかつ自立して営んでいけること、自然なライフスタイルのこと、それとも、持続可能な暮らしを共同で営む努力であろうか……。

実は、「健康」の理論的な専門書にこれらはすべて書かれている。つまり、これらのことを「健康」と呼んでも差し支えないのである。読者のなかにも、このどれかの意味で「健康」を語った経験がある人がいるのではないだろうか。もしかすると、一つどころか二つ以上の項目を使って語ったことがある人もいるかもしれない（筆者がそうである）。

こうした多様な意味があるにもかかわらず、「健康」は科学や政策のなかでもしばしば用いられている。つまり、日常的な望ましさをめぐる物言いと、厳密さが要求されるコミュニケーションとの間を、この言葉はいとも簡単に往き来してしまうのである。よく考えてみると、これは奇妙なことである。なぜ、こんないい加減なことが可能なのだろうか。筆者の妻は医療者だが、そんなことに気をとめたことすらないそうだ。

この言葉をめぐる運用上の性格を、本書ではだらしなさと呼んで考えてみたい。これが、言葉の観点から考えることの大きな理由である。ちなみに、少し議論を先取りすると、昔から「健康」はだらしない言葉であったわけではない。そうした性質を帯びるようになるタイミングがあったのだ。それも、本論で明らかにしていきたい。

いまひとつ、本書で考えてみたいことがある。それは、私たちの社会をめぐる連帯のあり方、つまり共同的な生を営んでいくうえでの仕組みや制度の話である。

近年（ここ一五年くらい）、「健康」は行政におけるキーワードになっている。もちろん、昔から用いられてはいるのだが、「二一世紀における国民健康づくり運動」（以下、健康日本21）や健康増進法をはじめとして、「健康寿命」という新しい寿命概念を用いた「健康づくり」のための新しい施策が次々と提出されるようになった。

これらの個々の動きには、表向きの理由付けだけではなく、政治的な思惑があるのかもしれない。それらを細かく調べることは重要な仕事となるだろう。ただ、その一つ一つを論じていくと単発的な批判に終わる可能性があるし、現代社会を考えたい本書からすればスパンとしてはやや短かくなってしまう。

また、「健康」に関する批判的な読み物に慣れ親しんだ人のなかには、本書が言葉にこだわっているがゆえに、幻想としての「健康」やその虚構性を曝くことを企んでいると思われる方もいるかもしれない。

しかし、言葉にすぎないから虚構であり、無意味だというのは、少し乱暴な話である。もしそうだとすると、完全に実現しているとは言えない自由や平等、民主主義といった政治的理念すらも無意味だということになるし、虚構に踊らされない自分／踊らされている衆愚（？）というちょっと傲慢な図式から抜け出せなくなる。できれば、それは避けたいと思う。

むしろ本書では、言葉の用いられ方の系譜を辿っていくことで、現代社会における制度編成を支える言説の効果の一端を明らかにしたい。その効果とは、もちろん何か超越的な力のことではない。言葉は、さまざまな物事と絡まりあいながら私たちのリアリティーを支え、そうであるがゆえに規範や規則の成立にも深く関係してくる。

そのなかでも「健康」は、現代社会のなかでかなり頻繁に用いられる「望ましさ」の記号である。こうした言葉の集積と布置がもたらす効果（だらしなさと述べたのもその一つ）を、誰かの思惑や利害に還元することなく、慎重にあぶり出していきたい。わざわざ「言説」という語彙を用いたのもそのためである。

やることは、それほど難しいことではない。「健康」が何とともに、どのようなものとして語られてきたのかを、少し丹念に追い掛けてみようという試みである。私たちにとって大切で、でもちょっと胡散くさいこの言葉の質感を、少し距離をとってとらえつつ、現在進行形の政策や制度についても考えてみること、これが本書の基本的な狙いである。

もくじ

第5章 ● 保険化する保健　199

「健康」語りと日本社会

——リスクと責任のポリティクス——

序論

なぜ、語りとしての「健康」か？

本書は、「健康」の語られ方の分析を通して、日本社会における制度編成の機制について考察することを目的としている。ここで言う制度とは具体的に何を指すのか。なぜ、わざわざ語りという対象に着目したのか。まずは、その着想に至った背景を素描していきたい。

「まえがき」でも触れたように、二〇〇〇年を前後するころから、わが国の保健政策では生活習慣の改善による健康増進活動および疾病予防の重要性が強調されるようになってきた。健康日本21や健康増進法といった法整備はもとより、喫煙行動の制限、食生活や運動習慣の改善を、さまざまな主体の連携を通して達成することが求められている。今や「健康」は、国を挙げて取り組むべき案件になっている。

そしてこの間、専門的な見地から「健康」をめぐる夥しい量の言葉が紡がれている。特定の介入方法や評価をめぐる実践的な関心から、統計的な趨勢の把握、あるいは食品摂取や身体的な運動についてのノウハウ本に至るまで、幅広いトピックが「健康」という記号の周囲で語られている。もちろんこれは、「健康」産業の隆盛とも深くかかわっている。テレビのコマーシャルや通販専門チャンネルを見れば分かるように、今や私たちの日常には「健康」を冠した商品があふれ返っている。

他方、「健康」ブームを相対化したり、あるいは政策化に警鐘を鳴らす批判的なテクストも相次いで出版されている。そこでは、健康食品、スポーツ、睡眠といった「健康」にまつわる行動とその「過剰」が言及され、科学的な知見やマスメディアの提示する「健康」像がそれを煽っていることが指摘されている。また、国家や医療専門職による管理化、あるいはそれに結び付いている特定の業界との癒着に関する記述も見られる。

「健康」の商品化や政策についてのこうした議論は、高度消費社会や情報化社会といった現代社会の描像にも当てはまるし、それを背景にした政治的思惑についても重要な考察を含んでいる。しかし、実際に「健康」をめぐる活動に人々が抱いている動機や背景、実践の場を成り立たせている論理は語られていないのではないだろうか――当初、筆者の頭に浮かんでいたのは、そうした疑問であった(1)。

・「健康」のだらしなさ

二〇〇四年の秋ごろから三年ほどの間、筆者は「T会」という住民組織の参与観察を行う機会を得た(2)。場所は茨城県つくば市、水田が広がるのどかな風景を見下ろす斜面、いくつかの住居が

(1)　その例外として、柄本［二〇〇二］を参照のこと。
(2)　以下の内容の一部は、高尾［二〇〇六］で論じている。

立ち並ぶ集落のなかに「児童館」と呼ばれている小さな公共施設がある。

　ここでは、二〇〇三年から地域に住む「高齢者」の「健康」の維持・増進を目指した自主的な取り組みが進められてきた。もともとは、筑波大学とつくば市、そして同市保健センターのタイアップ事業に参加した人々が、事業終了後に活動を継続させようとしたことがきっかけとなって、このT会が発足している。

　また、タイアップ事業への参加が地域の民生委員による保健師への働きかけを通じて実現したことや、「健康増進法に基づく、健康づくり等を地域住民と共に推進する事業の策定及び実施」というT会の目的（規約内の文言）からも分かるように、地域における健康づくりという政策的な動きに呼応した活動でもあった。

　当時、T会には、近隣地区に住む六〇歳以上の人々が二五名ほど所属していた（筆者が通っていた二〇〇四年から二〇〇七年ごろまでのおおよその数）。参加者たちは週二回、朝から児童館に集まって三時間程度をここで過ごす。トレーニングとして、筋力トレーニングやエアロバイクを用いた有酸素トレーニング、ストレッチング（柔軟体操）といった、それほどスペースがなくても実施可能なプログラムが組まれていた。かなり年季の入った児童館は、六畳程度の板張りの部屋が一室、その二倍くらいの和室が一室、それに簡単な台所がついた、昔からある地域の集会所のような場所だった。

この活動から一般化が可能な何かをすくい取れるとは思っていなかったが、筆者にとってそれは、「健康」のために実践する人々の内実に触れるまたとない機会であった。

折を見て筆者は、活動を続けている動機を参加者に訊ねて回った。ほとんどの参加者が、「体操教室」（参加者自身の呼び方）に通う目的として「健康」を挙げた。これは当初の予想どおりではあったが、意外だったのは「楽しいから」という答えが次々に返ってきたことである。というのも、「健康」のために時間や労力を割かなければならないことはどこか煩わしいことでもあり、仮に「健康」のための活動が多くの人にとって「楽しい」ものであるのなら、ことさら政策による誘導を必要としないのではないかと思っていたからである。では、彼らの「楽しみ」の契機はどこにあるのだろうか。それは、毎回トレーニング後に開催される「お茶会」にあった。

お茶会では、市販の菓子類に加え、しばしば地元で採れた野菜や果物が振る舞われた。準備は当番制となっており、参加者たちはそれを囲んで思い思いに談笑する。長いときには、二時間近く続くこともあった。

当時七九歳になる最年長の女性は、ある日、地元の米でつくった「おこわ」を食べながら、「ほれ、こんな食ってたら、やせるわけあんめーよ。私、この体操はじまってから四キロも太っちゃった。ここいら近くで採れたものを食べて、みんなでこうやって体操して、お茶するのがいいんだよ。それが健康なんだよ」と笑いながら語ってくれた。居合わせた参加者も、にこやかにうなずぎながら耳を傾けていた。

しかし、「生活習慣病」のことを考えれば、こうした間食は必ずしも「適切」だとは言えないはずだ。筆者にとっては、「健康」を目的として「体操教室」に参加する人々が、食べ物の栄養素や摂取のタイミングにそれほど注意を払っていなかったことがとても意外であった。

とはいえ、そんな彼らが「健康」の実現を望んでいないというわけではない。たとえば、疾病や障がいによって同居家族へ迷惑がかかることに対する心配や、自分で身の周りのことができることへの素朴な肯定が、「健康」のためにこの教室に参加していることの内実だというのは聞き取りの過程でくみ取ることができた。

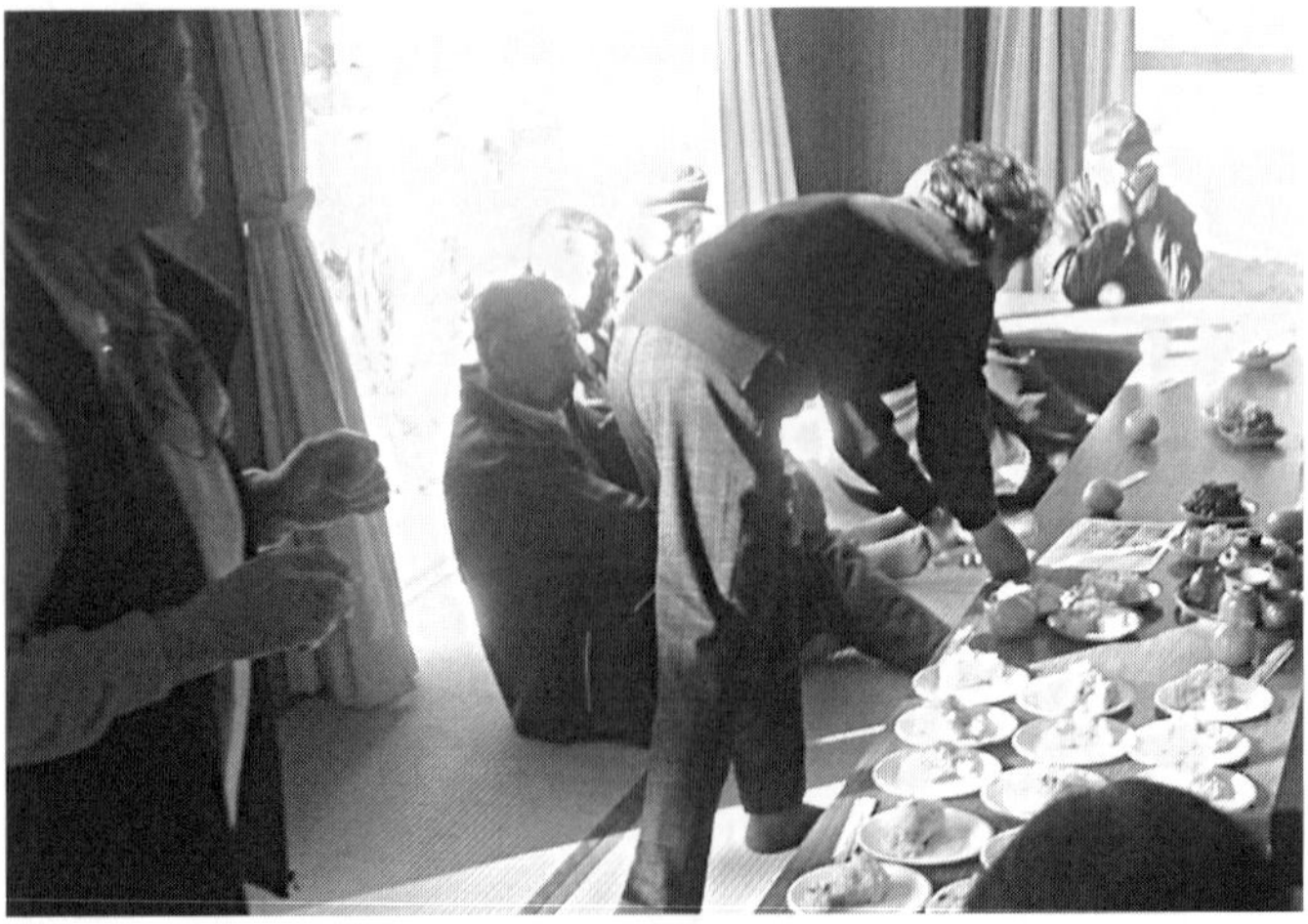

お茶会（筆者撮影・2004年12月）

結局のところ、筆者が抱いた違和感は、「健康」に適切な行動がともなっていなければならないという一つの前提に由来するものだったと言える。参加者が考える「健康」のあり方と筆者のそれとの、どちらが正しいのかということではない。そもそもの前提がずれていたのである。実践する人々の動機や背景を探れば「健康」の何たるかが深く理解できるはずだ、という想定では届かない何かが、このやり取りのなかで垣間見えたような気がした。

一貫した記号内容が充当されているわけでも、あるいは厳密さが期待されているわけでもない。ただ個別的な事情を、共通の話題としてつなぐかのようにするりと滑り込んでくる「健康」。そこにあるのは、言葉とモノ／コトとのいい加減な対応をやり過ごさせ、ある言明に対する形式的な同意を周囲に向けて暗に要求する身振りとしか言いようのない何かである。

だから、「健康」とその記号内容とのいい加減な対応関係を逐一取り出し、それを暴《あば》いてみたところでおそらく大した意味はないだろう。多義的だということは、おそらくすでに織り込み済みなのだから。

・リスクと安全性

素人が言葉を用いるやり方がいい加減なのであって、科学や政策におけるコミュニケーションでは厳密に運用されているではないか——こういう言い方もできるかもしれない。でも、本当にそうだろうか？

日本で「健康」という語が最初に使われたのは、幕末の蘭学者たちが西洋医学に基づいて「異常ではない状態」を記すためだったとされている（北澤［二〇〇〇］参照）。用いられた当初から「健康」が専門用語であったのは、どうやら確かなようだ。

現代の私たちには、世界保健機関（ＷＨＯ）の定義も身近なものになっている。

Health is a state of complete physical, mental and social well-being and not merely the absence of disease or infirmity.（健康とは、単なる疾病や衰弱の欠如のみならず、完全な身体的、精神的、社会的な良好の状態である。筆者訳）

専門的な領域で「健康」が言及される際には、なんらかの達成、維持、増進されるべき状態が設定され、そのための理論や具体的な介入の対象および技術が組み立てられる。長らくその中心にあるのが医療という制度であり、医学という学問であることは言うまでもないだろう。私たちが「健康」を病気の治療や予防に関連づけて考えるのは、ごく自然なことだ。

ところで、近代以降の日本社会で「健康」をその名称に含む最初の法律は、一九二二年に制定された健康保険法（旧法）である。現代から見ると労災保険と医療保険の混合物のようなこの制度では、驚くべきことに、医療機関が「療養」を担っていたにもかかわらず、何が「傷病」に該当するかは給付が開始されたあとに慌てて分類・系統化されていったという（北原［一九九九］九～一一ページ）。

つまり、「健康」の概念（除去すべき「傷病」の内容）が先にあって、それが制度の名称に使用されたのではなく、労使協調の手段としての新制度の構想が為政者や行政官僚の間で浮上し、そこで選択されたのが「健康」だったのである（河野［一九九六］参照）。ここでも、その運用に、どこかその場しのぎな感じがするのは否めない。

とはいえ、わが国における「健康」という記号の制度的な位置づけの発端は、労働者が社会生活において破たんすることが、単に個人的な問題ではなく、雇用者や国によって政治的な騒擾《そうじょう》の恐れがあるものとして認識され、さらにその負担責任の一部が国や雇用者に課されるようになる出来事にあったのである。この点は押さえておこう(3)。

こうした「健康」の公式的な運用のされ方を抽象化すると、そこには公共性をめぐる考え方と

（3）　社会保険の「社会」が分割不可能性という契機を含むがゆえに、そこで具体化される連帯は生活水準を「平均人」へと近づける、すなわち個人の選択の幅を縮減する。こうしたリスクの共同化こそが〈社会〉の予見可能性を高めたとする重田の指摘は重要である（重田［二〇〇三］七六ページ）。

深い関係があることが分かる。その内容は、歴史的にもさまざまな形をとってきた。たとえば、産業社会における労働者や近代国家における兵士の条件としての「健康」、あるいは都市空間に生じる感染症は、単なる個人の〈快調／不調〉を超えて、その発生源の特定や、感染拡大の抑え込みが必要な「健康」問題になる。

したがって、こうした公共性の内実は、広い意味での人々の集合的な暮らしの維持、つまり安全性（security）にかかわるものであり、さまざまな形で予見すべき集合的な危険性、すなわちリスクと不可分である。本書が扱うのは、まさにこの集合的な生のリスクにかかわる制度である。

ウルリッヒ・ベックによる『リスク社会（Riskogesellschaft）』（一九八六年）の刊行以降、社会科学分野ではリスクは重要なトピックの一つになった。そこには、自然災害のような一般的な危険（danger）だけではなく、社会の産業化や科学技術の発展が再帰的にもたらす災いとしてリスクをとらえる立場から、何らかの人為的操作や選択によってもたらされる将来的な損害を計算・評価・介入する実践に焦点を当てる立場に至るまで、さまざまなバリエーションがある（Lupton［1999］参照）。[4]

このなかでも、本書は主に後者の考え方に重点を置くことになる。というのも、予期しうる危機、すなわちリスクとしての「健康」は、それに対して誰が、何に、どのように備えておくか、あるいは不幸にして何らかのアクシデントが起こった場合に、誰が、何に、どのような補償や負担を負うのか、といった責任という観念や実践と切り離すことができないからである。産業社会がもたらす再帰的リスクという考え方では、何が「健康」問題であるかという問いは、そもそも冗長なものでしかない。

責任という観念もまた、このリスクという考え方と深く結び付いている。法哲学者の瀧川裕英(5)の議論を参考にすると、責任には、行為や出来事を直接的に引き起こしたことの関与責任、事後的な補償や道徳的非難に見られる負担責任、人がある立場や役割を占めることによって想定される責務責任（役割責任ともいう）という意味が含まれる（瀧川［二〇〇三］参照）。

このうち、関与責任は物事の因果関係にかかわっており、残りの二つは、物事や帰結それ自体ではなく、それによって派生する補償や負担、さらに非難といった社会的な意味づけや処理の手続きと切り離すことができない。したがって、何をリスクとして見積もり、どのような立場や役

(4)（Ulrich Beck・一九四四〜）ドイツの社会学者。ミュンヘン大学、ロンドン・スクール・オブ・エコノミクス教授。リスク社会論と再帰的近代化論で知られている。本文中に紹介した本は、『危険社会』（東廉・伊藤美登里訳、法政大学出版会、一九九八年）というタイトルで邦訳されている。その他の著書として、『世界リスク社会論——テロ、戦争、自然破壊』（島村賢一訳、筑摩書房、二〇一〇年）などがある。

(5)（一九七〇〜）立教大学法学部教授。専門は法哲学。主著に『責任の意味と制度——負担から応答へ』（勁草書房、二〇〇三年）。

割にあたる人物が、どのように負担したり、補償したりするのかといった問題は言葉によるコミュニケーションを介さざるをえないし、複雑な利害が絡むことになる。集合的な営みである制度として処理しようとすれば、なおさらそうなる。

では、戦後日本社会において、こうした安全性をめぐってどのような制度が構想されてきたのか。予め概観しておこう。

戦後、東西冷戦下のという特異な歴史的条件のもと、日本社会は驚異的な速度で経済成長を達成する。保守合同で成立した自由民主党は、「福祉国家の完成」という旗印のもと、経済成長路線を突き進みながら、男性稼ぎ主を核とする家族中心の生活保障の仕組みを整備していった（宮本［二〇〇八］参照）。そして、一九六一年には皆保険・皆年金が実現し、各種の保健事業も整備された。

ところが、一九七〇年代に入るころから先進諸国は原発事故や残留農薬、公害や薬害といった諸問題に見舞われ、日本でも変動相場制への移行と経済のグローバル化、オイルショックと狂乱物価、重厚長大《じゅうこうちょうだい》産業を重視する経済政策および開発主義政策の行き詰まり、公害の頻発、連合赤軍事件などによる革新勢力の失墜など、「戦後」社会から「ポスト戦後」への遷移のなかで開発主義的な福祉国家のあり方が問われるようになった（吉見［二〇〇九］参照）。経済成長を前提とした雇用慣行および社会保障制度の機能不全も明らかになり、「高齢（化）社会」という全体社会のイメージが広がる過程で、その行き詰まりはより鮮烈なものになっていく。

そうしたなか、一九七三年に実現した老人医療費無料化も一九八二年には自己負担が復活し、他方で、一九七八年には第一次国民健康づくり対策や老人保健事業が創設されるなど、経済的な自己負担のなし崩し的な導入と、保健事業（健康づくり）の強化が同時並行的に展開されてきた。一九九〇年代後半の「生活習慣病」概念の導入と一次予防中心の疾病対策も、ひとまずはその延長線上にあると言える。

医療以外の多様な主体（保健、福祉、スポーツ、栄養など）が個人の行動変容を促すことで疾病を未然に予防するという近年の「健康増進」の考え方は、政策誘導的な商品開発や市場開拓とも密接に関係している（たとえば、一九九一年に開始された特定保健用食品認定制度［トクホ］は、食品のもつ特定の保健の用途を表示して販売することを国が審査して認める仕組みである）。さらに、受動喫煙の防止に対する道徳的・技術的な要請も高まるなど、公共空間にも新たな衛生観念が及んでいる。こうした動きが、社会保障費の抑制という財政的な戦略と結び付いていることは、改めて指摘するまでもないだろう。

・本書のねらい

生活習慣と日々の行動がリスクとしてとらえられていくなか、諸個人はさまざまなリスク情報を耳にしつつ、自らの選択に基づいて行動の判断を考慮することが望まれるようになっている。このことは、集合的なリスクそのもののとらえ直しと、その責任処理をめぐる新しい仕組みの登場に関係づけて考える必要があるかもしれない。

たとえば、購入者のリスクファクター（事故歴や既往歴）を緻密に計算し、保険事故発生の確率の高低に応じて、細かく保険料を計算するタイプの保険商品が新たに登場している。これは、リスクへの対応が個々人の賢明な購入によること、そうした保険商品が消費者にとってリーズナブルであることを意味しており、新自由主義（ネオリベラリズム）と呼ばれる政治経済的イデオロギーとも親和的である（小幡［二〇〇二］参照）。

責任やリスクを社会的に処理する制度にも、実際にこうした変化が起きつつある。「市場化」という言葉が、私たちにとってリアリティーがあるのも頷ける。

なお、ここで「社会的な（the social）」という述語を用いたのは、それを商品化、私事化、個人化といった事柄と対比させるためである。もちろん、これは公共性のある特定の形を指し示している（市野川［二〇〇六］参照）。つまり筆者は、そこに強制的な財の移転や配分の仕組み、それを支える「社会（的）連帯」という規範を想定している。

齋藤純一(6)によれば、社会的連帯には、人々が自発的に互いの生を支え合うという意味での連帯（人称的な連帯）と、相互に見知らぬ他者同士が支え合う強制的な連帯（非人称の連帯）という二つの相があるという。ここで、「社会的」という語で想定していることは後者の意味に近い。たとえば、「介護の社会化」という掛け声のもとに構想された介護保険制度は、準市場的な性格がある一方で、障がいをもつ高齢の人々の生活上の安全性を、匿名的かつ強制的な社会保険によって支える仕組みである。他方、安全性をめぐる新たな保険の商品化は、こうした「社会的なもの」への挑戦だと言える。

議論を先取りすると、近年「健康」という語が頻出しているのも、「高齢者」の生や高齢社会の行方をめぐるテクストにおいてである。最近では、さまざまな健診制度や保険制度を中心とした組織的な活動場面でも「健康」は顔を出すようになってきた。たとえば、「健康寿命」の延伸といった目標を掲げることは、今では決して珍しいことではない。

このように、現代の日本社会では、「健康」という言葉は、単にリスクに対する自己責任を強

---

(6)（一九五八～）早稲田大学政治経済学術院教授。専門は政治理論・政治理論史。著書に『公共性』（岩波書店、二〇〇〇年）、『政治と複数性――民主的な公共性に向けて』（岩波書店、二〇〇八年）などがある。

調する文脈だけではなく、さまざまな制度をまたぐ形で用いられている。だから、次のように考えることができる。

「健康」をめぐる日常的なだらしない運用のあり方は、制度や政策的なコミュニケーションの場面から隔絶しているわけではなく、むしろどこかで地続きなのではないか。そしてそのことは、「健康」をめぐる語りの歴史的な分析を通じて明らかになるのではないか、と。

したがって本書は、「健康とは何であるか」という問いには答えないし、「健康」のためにどんな方法や健康食品が時代ごとにもてはやされてきたのかを論じることもしない。集中的に行うのは、「健康」という言葉がどのような主題やテーマ、概念群と関連性をもって論じられてきたかについて、その変容を含めて、さまざまな語りの布置のなかでとらえ返していく作業である。そしてその先で、リスクと責任をめぐる制度編成のあり方とその変容について改めて考察したいと思っている。

こうした人々が集合的に生きるうえでのリスクを管理し、その集合の有用性を高めるさまざまなテクノロジーを、近代社会における権力の問題としてとらえようとしたのがミシェル・フーコー[7]である。言うまでもなく、本書は彼の思考に多くを負っている。

とくに着目したいのが「統治性(gouvernementalité)」という概念である。統治性とは、その標的となる対象として人口(集合的な身体)を措定し、統計学的な知を用いながら、ある問題となる事象を一定の発生率に調整するような手続きのまとまりのことを言う。そこには、住環境の整備や犯罪の抑止、都市空間における公衆衛生の実践など、人々が集合的に生きるうえで必要とされる介入の諸領域が含意されている（フーコー『安全・領土・人口』参照）。

もちろんこれらのほとんどが、ある意味では「健康」にかかわっている。大切なのは、フーコーが指摘したことを現代に改めて見いだすことではない。彼の分析の手つきに学びながら、私たちの現在をどのように分節するかを考えなくてはならない。

「健康」は、そのだらしなさにもかかわらず、いったいなぜ用いられ続けているのか、そしてそれは何を（不）可能にしてしまっているのか――こうした問いに答えることができて初めて、「健康」という言葉を必要とし続ける、日本社会の姿に迫ることができるのではないか。

（7）（Michel Foucault・一九二六〜一九八四）フランスの哲学者。元コレージュ・ド・フランス教授。著書に『監獄の誕生』（田村俶訳、一九七七年新潮社）、『性の歴史』（全三巻、新潮社）など多数。

第1章

「健康」語りと制度への問い
——本書の視角

「健康」をめぐる語りの布置とその変容の分析を通して、現代社会における制度編成の原理やその力学の一端に迫ることが本書の課題である。取り上げる資料も、日常的な会話の水準ではなく、ある社会で特定の時代に個々の文脈から比較的独立して成立する意味（思想、観念、概念など）を示した文書やテクストが中心になる。こうした「人間」や「社会」、「行為」一般に対するその時点での公式的な見解を、本書では「意味論」と呼ぶことにする（高橋［二〇〇二］、四ページ）。また、反復的に語られるまとまった言明のことを「言説」（ないし「言説的実践」）と記す。言説が生起するうえで安定した意味論が存在することは、とても重要である。

盛山和夫(1)が述べているように、制度とは、社会的世界に関する知識のうち、こうした共同性が比較的高い意味のまとまりによって成立する理念的実在である。だとすれば、制度を支える意味世界にとって、言葉によるコミュニケーションは必要不可欠な要素となる。

本書が論じようとしているリスクや責任もまた、社会的な意味づけや了解の実践を通じて成立する、理念的な存在にほかならない（盛山［二〇一三］二八〜二九ページ）。意味論や言説という水準に着目することの意味も、ここから理解してもらえるだろう。

また、取り上げる資料の範囲は、政府の公式文書から専門的な雑誌および書籍、さらには新聞や一般誌といったように、あえて幅をもたせている。これは、ある特定の領域だけの見解に引きずられないためである。

本章では、まず「健康」をめぐる政策や制度について、その権力性を論じた先行する仮説を取り上げ、批判的に検討してみたい。そのうえで、本書の分析枠組みや方法的態度について記していくことにする。なお、具体的な分析は次章から行うので、抽象的な理論や方法をめぐる議論に興味がない人は先に進んでもらっても構わない。

1　ネオリベラリズム仮説

すでに記したように、一九九〇年代後半以降、わが国では生活習慣の改善を目指した健康増進活動および疾病予防がとくに強調されるようになってきた。このことを、グローバルな経済構造への政治的対応と、戦後の福祉国家政策の行き詰まりという観点から説明しようとする試みがある。

最初に、その大本にある理論潮流から確認しよう。取り上げるのは、英語圏における統治性論

（1）（一九四八～）関西学院大学教授。専門は社会学。著書に『制度論の構図』（創文社、一九九五年）、『権力』（東京大学出版会、二〇〇〇年）など多数。

およびポストフーコー派の動向である。[2] 彼らが共有している基本的な姿勢とは、一九七〇年代以降に登場する新保守主義や新自由主義（ネオリベラリズム）の政治状況を、フーコーの権力分析から批判的に読み解いていくというものである。

ここで改めて確認しておくと、フーコーの言う権力は、それ自体で存在するものでも、また単なる関係でもなく、他者の行為の可能性を構造化しようとしてなされる実践の諸様式（モード）のことである（Foucault［2000］p341）。重田園江[3]が簡潔にまとめているように、それは「人と人との関係において、互いに相手の行動を特定の方向に導こうとしてなされる戦略的な行為や実践」のことを指す（重田［二〇〇三］一五ページ）。

そして、この分析の意義は、そうした行為の可能性や蓋然性が、さまざまな思考方法や技術を通じて接合されていくプロセスを、現在に定位して描き出そうとする点にある（Foucault［2000］p323）。つまり、権力それ自体は何も説明しない。むしろ、権力とはいかに行使されるかという観点から、特定の時代や場に即して分析されるべき現象だという立場を統治性論では採用することになる。

その理論的支柱と目されるニコラス・ローズ[4]とピーター・ミラー[5]は、権力の中心に国家を置かないフーコーの議論に触発されつつ、ある時代の権力のあり方を特徴づける政治的合理性という概念を提起した（Miller and Rose［2008］参照）。それによれば、この合理性は以下の三つの要素からなるものと言える。

❶諸権威をめぐる道徳的形式。

❷統治されるべき人びとをめぐる認識論的特徴。

❸現実なるものを思考し、議論することを可能にする独特のイディオム（慣用句）。

この政治的合理性は、時代ごとにいくつかの形をとってきた。ローズとミラーはそれらを、「自由主義」、「福利主義（welfarism）」、「新自由主義（ネオリベラリズム）」という三類型で示している（ただし、ニコラス・ローズは、ネオリベラリズムではなく、あえて「アドバンスト・リベラリズム」という独自の概念を用いている）。

（2）統治性論および生権力論の研究動向については、山崎［二〇一一］のまとめが参考になる。

（3）（一九六八〜）明治大学教授。専門は政治思想史。著書に『フーコーの穴――統計学と統治の現代』（木鐸社、二〇〇三年）、『連帯の哲学Ⅰ――フランス社会連帯主義』（勁草書房、二〇一〇年）などがある。

（4）（Nikolas Rose・一九四七〜）イギリスの社会学者。キングス・カレッジ・ロンドンの社会科学・保健・薬学部教授。主著に“Powers of Freedom: Reframing Political Thought”(Cambridge University Press, 1999) などがある。

（5）（Peter Miller・?〜）イギリスの社会学者。ロンドン・スクール・オブ・エコノミクス・アンド・ポリティカル・サイエンス教授。主要な著書に“Domination and Power”(Routledge & Kegan Paul, 1987)、“Governing the Present: Administering Economic, Social and Personal Life”(with N. Rose, Polity Press, 2008) などがある。

これらを、近年の健康政策の動向に重ね合わせて論じているのが、トマス・オズボーン[6]である。オズボーンによれば、いわゆる自由主義的（リベラル）な統治における健康政策は、人口の自然性を尊重するがゆえに過剰な統治を控える。具体的には、インフラ整備による間接的な健康管理（上下水道やゴミ処理施設など）とともに、医療専門職に自律性と権力を移譲することを国家の役割と定める。

それに対して、ネオリベラルな統治では、直接的な介入が可能な領域を統計的なテクニックによって見つけ出すという戦略が核になる。具体的には、財政、製薬、治癒率、手術、患者、順番待ちリストなどに関連した代理変数（surrogate variables）が「健康」に関する諸目標として設定され、その維持や改善がさまざまな場面で課せられることになる。

さらに、いまひとつの特徴として挙げられるのが、医療システム全体を通じて作動する「責任化（responsibilization）」という現象である。これは、病院経営者や医師、患者や潜在的な疾病を抱えた人々に、先に挙げた限定された領域での責任が課せられるようになるという変化を指す（Osborne［1997］参照）。

ほかにも、近年のヘルスケアシステムの変容を説明するために、ロビン・バントン[7]がローズのアドバンスト・リベラリズム論を援用している。バントンは、その変化を三点にまとめている（Bunton［1997］p226）。

❶医学的実践の規制における市場メカニズムの特権化。
❷ヘルスケアの時間的・空間的な組織化の変容をともなうテクノロジーの多元化。
❸健康状態に対する個人、コミュニティー、商業セクターの責任の強調。

こうした説明は、生活習慣に潜むリスク回避を強調する近年のわが国の保健政策ともかなり親和性がある。たとえば、一九九一年に開始された特定保健用食品認定制度（トクホ）では、消費行動を通じて「健康」の増進を図る、責任ある主体という存在が前提にされている。あるいは、生活習慣病の予防を強調する保健政策は、リスク情報から得られた数値目標を次々と掲げるようになった。さらに、インターネットを用いた健康情報管理システムの導入（これも商品だ）を模索する企業や自治体は、今や決して少数派とは言えなくなっている。

とはいえ、リベラリズムからネオリベラリズムへというこの説明図式は、現実というよりも一種の見取り図として考えるべきだろう。ネオリベラリズム（アドバンスト・リベラリズム）とい

（6）（Thomas Osborne・?…～）イギリスの社会学者。ブリストル大学教授。主著は“The Structure of Modern Cultural Theory”（Manchester University Press, 2008）。

（7）（Robin Bunton・?…～）イギリスの社会学者。ヨーク大学教授。著書に“Foucault, Health and Medicine”（Routledge, 1997）（アラン・ピーターセンとの共著）がある。

う概念であらゆる事象を説明することは、フーコーが系譜学的作業のなかで支払った歴史資料へのアクセスという対価を、ある意味では軽視してしまうことになる。したがって、この仮説を援用するにあたっては、予め注意すべき点や課題を明確にしておく必要がある。

2 身体のテクノロジー

社会学者の美馬達哉(8)は、ポストフーコー派の議論をふまえつつ、「身体のテクノロジー」というフーコーの枠組みを援用して議論を展開している。そのポイントは、「健康」とリスクをめぐる観念や介入の実践を、福祉国家的な諸制度のあり方に関連づけて論じている点にある（美馬［二〇〇三］参照）。

とくに美馬が着目するのが、「人口」という集合的な水準でのリスクの取り扱いとその変容である。美馬はこれを、戦争への国民的な動員が全域化する総力戦体制期になされた国民皆保険の制度化とその戦後福祉国家への連続性、そしてそこからの断絶としての現代＝グローバリゼーションという遷移として描いている。

総力戦体制期において、全国民の「健康」とそのリスクは戦争遂行上のかけ金として大きく問題化された。このときに初めて、「リスク共同体としての連帯」というプログラムが提起され、具体的な制度（＝皆保険）が実現する（前掲書、一八四ページ）。

しかしこの連帯は、近年のグローバリゼーションと「高齢化」問題によって掘り崩されつつある（美馬は、「高齢化」を労働市場における強制的失業の増大としてとらえている）。実際、「国民」を統合するテクノロジーとしての保険は、一九九〇年代以降の規制緩和のなかで急速に商品化され、その一方で、公的保険制度の財政危機や「自己責任」の名のもとに自己負担増が実現されてきた。

これと並行して、「病人役割」を強いる規律権力と病院での直接的介入は敬遠され、投薬中心の治療や予防的な健康増進活動が重点化されるなど、身体に働き掛けるサービス＝介入のあり方も変質しつつある。

美馬によれば、健康日本21などで強調される生活習慣（病）概念とは、リスク概念を介して非道徳主義的に介入の契機を見いだすレトリックである（前掲書、一九〇～一九一ページ）。負担や補償をめぐる責任処理の仕組みも、統計テクニックによるリスク集団の構成と、その責任化を

（8）（一九六六～）京都大学大学院医学研究科准教授（脳機能総合研究センター）。専門は、臨床脳生理学、医療社会学、医療人類学。著書に、『〈病〉のスペクタクル――生権力の政治学』（人文書院、二〇〇七年）、『リスク化される身体――現代医学と統治のテクノロジー』（青土社、二〇一二年）などがある。

通じてますます掘り崩されており、なかでも安全性をめぐる「責任の個人化」が顕著に進んでいるという（前掲書、一九〇ページ）。

ネオリベリズム仮説やフーコーの権力分析を敷衍させた美馬の議論は、リスクとその責任の帰属や処理をめぐる制度編成の原理を、「健康」をめぐる言説的実践や制度編成のあり方から考察する本書にとって示唆に富んだものである。とはいえ、その切り口はあまりにクリアだ。というのも、自己責任を積極的に引き受ける主体や、それを動員するイデオロギー的な支配状況がグローバリゼーションという変化に絡めて強調される一方、医療保険制度の変化や介護保険制度の創設といった出来事があまりに等閑視されているためだ。

議論を先取りすれば、近年、新たに「健康」が言表《げんひょう》されるようになった場として福祉や介護という文脈が挙げられる。もちろんこれは、二〇〇〇年から開始された公的介護保険制度とも深く関係している。このように、医療や保健領域だけで「健康」が言説化されているわけではないし、(9)リスクと責任帰属をめぐる仕組みも市場化の論理によってのみ構成されているわけではない。

この点は、分析の中心を医療や保健に置いてきたネオリベラリズム仮説が看過してきた側面であり、わが国における制度編成の力学や原理の変容を考えるうえで重要なポイントである。たしかに、市場化や民営化の趨勢は、「健康」が関連するさまざまな領域で進んでいる。しかし、公的な制度のあり方を軽視してよいわけではない。市場化か、それとも社会化（国家化）か、という二項対立からなる解釈は避けるべきである。

ネオリベラリズム仮説や美馬の議論は、「健康」をめぐる意味論の形式の変遷、問題化、そして統計学的な知識の蓄積や、それを用いた規律的介入のためのプログラムの開発といった制度の編成に関係するプロセスを追尾するなかで、慎重に検証していく必要があると言える。そうすることで、リスクと責任帰属をめぐる制度編成の現代的なありようを、その来歴も含めてより明確にとらえることが可能となるはずだ。

3　統治性論の射程

ところで、「身体のテクノロジー」に関するフーコーの議論は、本書にとっても極めて重要な論点を提示しているので、ここで改めてその含意を確認しておきたい。

よく知られるように、フーコーの権力分析において身体は重要な位置を占めている。しかし、

（9）　したがって、「健康」をめぐるポリティクスを、医療化（medicalization）という知識社会学的観点で主題化するだけでは不十分である。医療化概念の問題点については、森田・進藤編［二〇〇六］を参照。

そのことの含意はこれまで十分に汲まれてきたとは言えない。

たとえば、「カルチュラル・スタディーズ（Cultural studies）」や社会構築主義と呼ばれる研究潮流の一部には、フーコーの議論に依拠しながら、ある抑圧的なカテゴリー表象（権力関係）をミクロな素材のなかに見いだすという分析方法を採用するケースが見られる。しかし、ミクロな関係性を規定するような権力の存在を想定することは、身体に着目することの意義を小さくしてしまう。初めから、権力そのものを問えば済むからだ。

筆者が思うに、フーコーが身体にこだわったのは、ミクロなネットワーク上に権力という統一体が展開しているという論点を示すためではなかった。では、なぜわざわざフーコーは身体という照準点を措定したのだろうか。これを理解する鍵となるのが、「規範（norm）」と「正常性（normalisation）」の区別である。

『監視と処罰』のなかでフーコーが行ったのは、身体をめぐる空間の配置、時間の配分とその段階的発展、身体の部品化とその有機的な結合、そして、それを可能にするさまざまな記録や序列化といった技術を通じて、「従順な身体」をもつ道徳的主体が生み出されるプロセスを、監獄とそこでの監視というモデルから分析することであった。そして規律は、監獄にとどまらず、個人に規範を書き込む汎用的な権力のテクノロジーとして病院や学校、兵舎などの諸制度へと拡がった。

しかし、セクシュアリティの系譜学に取り組んで以降、フーコーは明確に制度や政策へと関心を向けるようになる。その契機となったのが、人口や種といった集合的な人間の生に配慮する権力のあり方（生権力）の発見であった。

フーコーによれば、一八世紀の末に登場した生権力が目指したのは、「人びとを生かすか、そうでなければ死の中へ廃棄する」ことであった。その発端は、一八世紀の西洋社会において初めて、出生率、死亡率、平均寿命といった統計学的数値と、それに基づく確率論的計算に依拠して、政治的介入の領域が決定されるようになったことにある。「人口」という集合的な身体が、「調整」という形で介入されるべきものとして立ち現れたのである。

こうした集合的な生のリスク／安全性にまつわる制度や実践の総体を、フーコーは「安全性のメカニズム」と呼んだ。たとえば、高齢化や風土病といった統計的分析から導出される特定の「問題」に対し、あるプログラムを配置することで生命を最適化し、その有用性の増大を図ることが政治の目標となる（フーコー『社会は防衛しなければならない』二四四〜二四六ページ）。ゆえに、住環境の整備や犯罪の抑止、都市空間における公衆衛生の実践、医療保険制度など、安全性のメカニズムの実現のされ方は多岐にわたることになる。

その後、この二つの身体のテクノロジーを、フーコーは生政治論という枠組みのなかで関連づけようとした。そこで重要な役割を担ったのが「規範（norm）」という概念である。

たとえば、子どもの自慰行為は規律化されていない身体的行為であり、性的放蕩が引き寄せる病気の温床になるという理由で規律的な介入の標的となる。他方、その行為は人口の世代のサイクルに悪影響を及ぼす遺伝的性質を残す倒錯した性現象として咎められる。

すなわち、個別的身体の健全さと人口の遺伝的な良好さは、異性愛に基づく一対の男女による夫婦関係、そしてそれを基盤とする家族の規範に支えられる（前掲書、二五一ページ）。逆に言えば、異性愛に基づく家族の基準＝規範に従うということは、個別的な身体の規律と人口の安全性（生権力）という二つの生政治的要請に同時にこたえることを意味する。

また、各種の社会保険制度や、職域、地域、ライフステージごとの公衆衛生や保健活動が、人口という集合的リスクに対処する技術（直接的な予防であれ、事後的な損害の補償という形であれ）である一方、家族の成員の「健康」や安寧を維持する安全性のメカニズム（統治の実践）の一部であることは明らかだ。そして、それらの仕組みが、男性稼ぎ主を中心とした近代的な家族をもとに編成されていることも私たちはよく知っている。

しかしこの論理構成では、すでに存在する規範が特定の権力のあり方に深くかかわっていることは理解できるが、その生成や変化がいかにして起こるかという点は説明されない。そこでフーコーが新たに導入したのが「正常性」という概念である。ここが、統治性論の一つ目のポイントである。

フーコーによれば、規律は既存の規範に基づいて〈正常／異常〉の区別を設ける。具体的には、病気は「病人」、罪を犯したものは「非行者」という、模範となる人間のあり方からの逸脱が隔離・矯正・根絶の対象となる（フーコー『安全・領土・人口』七六ページ）。それに対して、統治性論は生権力論から派生したものでありながら、その意味合いはまったく異なる。どういうことであろうか。

安全性のメカニズムにおいては、疾病や犯罪という事象の存在を認めたうえで、その発生率や因子に関する統計的な操作が行われる。そして、他の社会や国家、あるいは過去との比較が行われ、「問題」となる事象が継起的に監視されることで〈正常な分布／異常な分布〉という区別が導き出される。

この正常性に準拠した区別は、病理学のように絶対的ではなく、相対的なものである。なおかつそれは、前提となるモデルを置くのではなく、検証の実践を通して常に「現実」につなぎ留められている。そうした分布や数値を適切となるよう「調整」するのが統治の実践である。したがって、統治の実践の特質は、安全性のメカニズムから導出される正常性に基づいて継続的に介入の領域が開示される点、そして、そのための技術がその都度生み出されてくるプロセスを有する点にある（前掲書、七八ページ）。

これをふまえ、フーコーは身体について次のように述べた。二つ目のポイントがここにある。

人口が管理されようとしていたこのときほど、規律が重要なものとなり、価値あるものと見なされたこともありません。（中略）人口を管理するということは、これ［人口をめぐる諸現象の集合］を深く繊細に、細部にわたって管理するということでもあるのです。（前掲書、一三一ページ。［ ］カッコ内は引用者）

本書にとって極めて重要な指摘である。ここでは、人口の「調整」こそが個別的な身体への介入である規律、さらには、その規範の準拠点になりうるということが含意されている。つまり、特定の規範を所与として扱うのではなく、正常性の導出がもたらす、規範それ自体のずれを含み込んだ変質を分析する必要があるということを、この枠組みは要請するのである。

加えて、この集合的な身体が、計測、計算、分類、記録といったテクニックを通じた、言説的な表象においてのみ意味をなすことも重要である。そうした表象は、言うまでもなく、社会に対する私たちのリアリティーを構成しているからだ。

さらに、個別的な身体への働き掛けのあり方も、正常性の操作や計算といった実践やテクノロジー、あるいは社会をめぐる想像力との関係のなかでとらえ直されなければならない。重要なのは、身体それ自体が実際にどのように管理されているのかという点でも、あるいは、そこに特定の主体の利害を読み込むことでもない。むしろ、身体のいかなる側面が、どのように管理や介入、評価や分析の対象として論及の対象になるのかという点にこそ照準する必要がある。

こうした社会と身体とをめぐる知やテクノロジーの編成のされ方にこそ、私たちを取り巻く力学を解きほぐす筋道があると考える。もちろんそれは、そうした編成のされ方を具体的な文脈に差し戻して、記述するなかで目指されなければならない。

4　問題化・プログラム・テクノロジー

リスクと責任帰属をめぐる制度編成のありようを分析していくうえで、権力や国家、あるいはネオリベラリズムというイデオロギーを説明要因として置かないとすれば、どのような手順が求められるのだろうか。さらに、ポストフーコー派の議論を参考にしながら論じていこう。

まず、分析の契機になるのが「問題化（problematisation）」という概念である。他者の行為や振る舞いの可能性をある一定の方向に導こうと思えば、変化ないし改善されるべき事象を問題として構成しなければならない。さまざまに表現されうる「問題なるもの」の複雑性を介入が可能な形に練り上げることは、積極的な実践なのである（Miller and Rose［2008］p14）。

何が「健康」に関係した問題として設定されるのか。あるいは、どんな問題に対して「健康」

であることが解決の一端を占めうるのか。「健康」と問題化の関係は、「健康」それ自体にかかわる問題という側面と、「健康」であることが何か別の問題に対する解決として位置づけられる側面という、二重の側面がある。

こうした問いの一つ一つには、さまざまな専門家や権威が、問題となる現実の構成をめぐって常に競合したり、妥協したりしている。というのも、ある特定の問題化を打ち立てることは、それだけで別の問題化の排除ないし制限として働くからである。

言うまでもなく、この問題化は言説的な実践なしには不可能である。それを通じて、初めて働き掛けるべき対象や概念、介入すべき主体とその位置、そして関連する主題やテーマといったものが練り上げられることになるからだ。いわゆる「主体化」という概念は、この観点からすれば、ある種の問題に関与すべき人々が積極的に名指し、名指される過程だと言える（渡辺［二〇〇三］参照）。つまり、あらかじめ問題に関与する特権的な主体がいるわけではなく、問題化の実践にかかわったり、あるいは問題化された現実にかかわっていくことを通して、再帰的にその主体性が構成されることになる。

次に考えるべき側面は、プログラム（ないし、それを支える合理性）とテクノロジーの区別である。プログラムは、働き掛けるべき問題を抜きにしては語れない。つまり、問題はそれ自体で思考に上るわけではなく、操作したり、働き掛けることが可能なように、現実が思考されなければならない。この思考のスタイルが、ここで言うところのプログラムである。もちろん、これは複数ありうる。

他方、問題化とそれによるプログラムが実行に移されるのは、必ず何らかのテクニックや手続き、制度などの組み合わせ（テクノロジー）を通じてである。たとえば、表記法や計算、試験や評価の手続き、現地調査の方法やその公表の方法、訓練のためのシステムの標準化、専門職に特有の語彙習得など、さまざまな権威や権限には、それ固有の歴史をもった一連の技術や手続きが存在する（Miller and Rose［2008］p63）。

重要なのは、このテクノロジーから人間に関する知識が生み出され、蓄積されていく点である。すでに触れたように、身体への介入が生み出した評価や記録は、集合的身体への調整的な介入のあり方を検討する材料となり、そこで決められたプログラムは新たな介入の指針となる。

この過程のなかで、問題解決に向けたプログラムとテクノロジーのあり方が、集積した知識をもとにしてある方向に合理化されていく。権力と「知」の相互増幅の連鎖が可能になるのは、まさにこうしたプログラムとテクノロジーの関係においてである（渡辺［二〇〇五］二八～二九ページ）。もちろん、それがどう生起するかは実際の分析のなかで具体的に析出《せきしゅつ》していきたい。

5 本書の方法的態度——言表《げんひょう》としての「健康」

すでに述べたように、その運用面から見た場合、「健康」は極めてだらしない言葉である。厳密さが求められる制度や科学で用いられるかと思いきや、より緩やかな規範的文脈における「望ましさ」を指し示すこともある。その時々の主観的な体調の良否、平穏な日常や暮らしの持続性への期待といったところが、日常的な用法の最大公約数的な意味であろう。「健康でいられることが一番の幸福」、「何より守りたいものとしての健康」、「健康的な生活」――私たちはそれを用いて、思い思いに望ましさに論及するわけだが、その内実は誰もが知っているようで、掘り進んでみると「結局は個人の生き方の問題」という身もふたもない結論に行き着いてしまう。

客観的なデータや情報の参照が求められながら、他方で端的な「望ましさ」への指し示しが当てにされている。そうすることで、個人的な事情を他者との話題の俎上に乗せることができるわけだが、ある種の空疎さがまとわりついて離れない――本書の冒頭で触れたのは、こうした現実の一端である。この言葉の奇妙さをどう考えればよいのだろうか。

たとえば、これと似た言葉として「幸福」というものがある。「幸福」は、一方でそれを語る個人の「内面」を言説化しながら、他方で「社会」なるもの（とその幸福）という表象をも可能にする機能をもっている。その権利上、極めて私的なものであるはずの「幸福」は、繰り返し言説化されることで公共化している。

このように、「幸福」が私的領域と社会的領域を奇妙なやり方で通底しているとき、あるいは実質を欠いた記号で社会的実践が言説化されるときに、いったい何が生じているのだろうか。そもそも近代社会において、そのような記号が反復的に生起するというのはいったいどういうことなのか——言説の社会学的分析にかけられているのは、この「記号の実に居心地の悪い手触り」を把捉《はそく》してみせることである（遠藤［一九九二］一三六ページ）。

「健康」もこうした奇妙な質感をもっているのだが、それが言表される文脈を考えた場合、制度や専門領域に触れないことは不可能である。しかし、特定の領域に内在すると、この反復的な言説化を、各領域に特異的な要因でしか説明できないという隘路が待っている。操作的な定義を与えた瞬間、あるいは理論家が「関連するだろう」と想定する意味内容の一部（病、美容、体力、生命、遺伝……）に拘泥《こうでい》した瞬間、いずれかの言語ゲームの磁場へと強く引っ張られるからである。

逆に、「国家」や「近代医療」といった審級を安易に使うと、説明は途端に平板化する。もちろん、フーコーの方法に依拠する以上、これはとりえない道となる。だとすれば、「健康」に充当される意味内容の編成のされ方とその変遷を、制度や複数の領域をまたいで触れながら、他方では領域を横断して広く見られる意味論の形式や言説、そしてその変節を追尾していく必要がある。[10]

とはいえ、「健康」を闇雲に追うだけでは何も見通しを得ることができない。そこで、以下のように暫定的な定義をしておきたい。

――「健康」とは、それを通して何らかの身体的な望ましさや、社会のありようを語ることを可能にし、さらにそのことによって人びとの行為や実践に働きかける可能性を開く言表《げんひょう》である。

この定義のポイントを三つ述べておきたい。

一つに「健康」を言表としてとらえるという点である。言表とは、記号に対応する物事の領域や、それを語る主体の位置を定めたり、さらには諸概念の編成や関連する諸テーマを指示するといった、記号の存在にかかわる機能のことをいう。

言表は言説の単位であり、その組み合わせが特定の言説および意味論の実定性[11]を支える。したがって、本書では「健康」それ自体を言説と見なす立場はとらない。むしろそれが、どのような主体によって、いかなるテーマや問題と絡めて論じられるのかを、その形式の変化を中心にとらえていく。つまり、「健康とは何か？」という論説だけでなく、どのようなものとして「健康」が語られていくのかを分析する。[12]

二つ目として、本書では言葉を通して語られる身体的な望ましさに議論を限定し、「精神」ないし「心（こころ）」の「健康」を取り上げていない。これは端的に本書の限界であるが、その理由は、決してそれが重要ではないということではない。そうではなく、身体的な望ましさをめぐる言説および非言説的実践が、先に触れたリスクや責任をめぐる制度の編成に深くかかわっていると考えるためである。

---

(10) 実は、すでに佐藤哲彦がこの作業が取り組んでいる（佐藤［二〇〇〇］参照）。だがそれは、一九九〇年代後半の状況をわずかな資料から描き出したものにすぎない。佐藤自身が指摘するように、重要なのはその変化を含む歴史性だ。本書はその作業を引き継ぐものである。

(11) 言説の実定性とは、何事かについて真または偽の命題を肯定もしくは否定することが可能になり、そうした命題が一定の強度で反復される状態とその性質のことをいう（フーコー『言語表現の秩序』七一ページ）。

(12) この立場は、いわゆる構築主義のそれに近い。しかし本書では、言説だけが実在（現実）を生み出す要因だとの仮定を置かない。また、社会的に構築されたものだから虚構であるとか、ある利害に還元可能なイデオロギーだという立場も取らない。「健康」とされる何らかの状態が実在することは否定しないが、それとして分節される物事や状態はおそらく複数の可能性に開かれており、それゆえ、それが広く共有されるのは、最終的には言説的実践を通してではないかと考える。

三つ目に、本書では「健康」とともに語られる社会についての論及も分析の対象にする。「健康」は、しばしばそれを通した社会語りを惹起させる。言うまでもなく、「健康」の維持や増進が社会の改良や望ましさの増大につながるといった想定は、さまざまな領域で暗黙の前提として置かれている。

もう一つここで指摘したいのは「健康ブーム」という社会語りである。実は、この語りの登場は四〇年ほど前に遡るのだが、「一九七〇年代半ば以降に日本社会に健康ブームが登場した」という命題を裏づける意識調査や出版物の増加、あるいは人々の意識の変化を示す明確かつ実証的なデータは確認されていないことが近年の研究で明らかになっている（黒田［二〇〇四］参照）。もちろん、少なくとも別の方法によって「ある時点以降に健康ブームが実在した」ことを実証する余地は残されている。

しかし、「健康」はその意味内容の外延《がいえん》が極めて曖昧であり、そうであるがゆえにさまざまなものを形容しがちである。たとえば、日本十進法分類に基づいて「健康」に関連する書籍の分類を列挙していくと、「健康法」から「痩身法」、「性生活」、「記憶を高める方法」、「医学啓蒙」に至るまで、その領域は広大な範囲に及んでいる（野村・黒田［二〇〇四］四五三〜四五四ページ）。それゆえ、「健康」ないし「健康ブーム」に関連する領域／しない領域の区別をどこでするかという判断自体に、理論家の恣意性が入ることは免れない。

だとするなら、「健康ブーム」を、実在するか否かと問うのではなく、それもまた「健康」をめぐる語りとして分析の対象にするべきである。さまざまな論者によって「健康ブーム」という形で社会が観察され、かつそれがモノ／コトと一定の対応や充当、配分を含みながら反復的に言説化されていたとするならば、そのことを「誤認」と断定するわけにはいかないはずだ（そもそも、「誤認」か否かを判断する基準自体が不明瞭なのである）(13)。

そうした言説化は、あるときからこの社会では健康ブームが存在するようになった、という社会をめぐる新たな信憑の登場を示唆している。その信憑が、誰かに、何かを語ることを可能にしたのであり、それは時間的にも変化していることになる。「健康」という言葉の質感に迫るためには、こうした反省的な観察の系譜も問いの射程に含めるべきだろう。

本書が行う作業は「健康」とその記号内容とが編成される領域や文脈を、理論家があらかじめ措定することを避け、ある特定の対応関係が可能になる条件（社会への準拠もその一つである）を明らかにすることである。「何が『健康』に関連する物事として見なされるか」という判断は、あくまでも特定の言説的な実践、そしてそれを発する主体の位置や問題化のあり方に、その都度

---

(13)　本書とは方向が異なるが、中川輝彦と黒田浩一郎が「健康ブーム論」を成立させている「認識・意識」を解明しようとしている（中川・黒田［二〇〇六ａ］、中川・黒田［二〇〇六ｂ］参照）。

依拠するという方法的態度をとる。

そうすることで、ある意味論的な形式が、いつ、どのような対象や行為、「問題」に結び付けられていったのか、さらにそれが「知」を通じてどのような政策や制度へとつながっていったのか、そのプロセスに照準することができるようになるはずだ。

ただし、広範囲にわたる「健康」という言表《げんひょう》をすべて追い掛けることは不可能に近い。これは、特定のジャンルや専門領域をまたいで言表を追い掛ける際、不可避的にぶつかる、そして解決が困難な問題である。したがってここでは、ある特定の語りや言説を取り出してくる際の手続きについて示すにとどめておきたい。

本書では、政策や制度に関連する文書、科学的な理論や調査の報告、専門誌上でのコミュニケーション、「健康」関連のルポや書籍のなかで用いられる「健康」をめぐるテクストに限定し、これらを質的なデータとして扱うためにできるだけ多くの資料にあたった。

手順としてはまず、主に政策的な文書や雑誌記事特集において「健康」に焦点化したテクストを取り出す作業を行い、次にそのなかで同時代のテクスト群にできるだけ多くあたるとともに、出現する頻度が高いと思われる専門家の発言や書き物を中心に追尾しながら、広く見いだされる意味論の形式とその妥当性を検証し続けた。見落としがあるかもしれないが、可能なかぎり近似値を得られるよう資料との対話を続けた。その意味で、本書が示す結論は一つの仮説にすぎないし、より広く（あるいは狭く）「健康」をめぐる言説に焦点化することで、結ばれる全体像が変化することは十分にありうると思われる。

最後に、本書が照準する歴史的な時期区分を示しておきたい。本書では、戦後の日本社会、とりわけ一九七〇年代以降の「健康」をめぐる、あるいは「健康」を通した語りや実践を取り上げる。その理由は、「健康」の意味論形式が、一九七〇年を前後するころから大きな変化に見舞われたことが挙げられる。議論を先取りすると、「健康」が疾病や傷病に関連づけて語られていた状態から離れ、それを通して社会の「問題」を言表し、解決しようとするさまざまな実践へとつながっていくのは、開発主義的福祉国家の問い直しがはじまる一九七〇年代以降のことである。

以上をふまえ、次章からはいよいよ具体的な分析に入っていくことにする。

第2章

病気の不在としての「健康」語りとその変質

1 「健康」のネガティヴな意味論形式と社会的分立

病気の不在としての「健康」

一九五〇年代以降、わが国は世界的にも類を見ない急速な経済成長を経験しながら、池田勇人(1)から田中角栄(2)に至る利益配分型の政治によって開発主義的な福祉国家の実現に力が注がれてきた。産業構造の重化学工業化とそれにともなう生産力の強化によって都市の勤労者たちの所得は上昇し、それにつられて耐久消費財が積極的に消費されるという大衆消費社会に至る。

こうした背景における「健康」の意味論形式の特徴は、第一にその否定的な形式にあった。これは、単純に「〇〇ではない」という形で物事を定義づけるあり方を意味する。このような形式で「健康」が言表《げんひょう》される場合、それは端的に「病気ではない」(あるいは「怪我をしていない」)という表現をとる。「健康」のネガティヴな意味論形式は、第一義的には病気の有無に準拠した語りを言う。

ＷＨＯの定義では、「健康とは、単なる疾病や衰弱の欠如のみならず、完全な身体的、精神的、社会的な良好の状態である」となっているが、これは医学や公衆衛生学における学問的な概念定義のみならず、健康教育の場面や、保健衛生の基本構想および具体的な施策に至るまで極めて大きな影響力を誇ってきた（根村［二〇〇〇］参照）。

この定義は「病気の不在」だけではなく、「健康」を通して「完全に良好な状態」という何らかの積極性＝望ましさへの可能性を抽象的な水準で示そうとしている。逆に言えば、二重否定を用いて定義の幅を確保する表現上の努力を要するほど、「病気の不在」として「健康」をとらえることが一般的だったとも言える。

そのことは、戦後日本社会も例外ではない。いわゆる「生存権」の一部を謳ったとされる日本国憲法第二十五条において、「健康」は国家によって保障されるべき「権利」として規定されている。


すべて国民は、健康で文化的な最低限度の生活を営む権利を有する。

国は、すべての生活部面について、社会福祉、社会保障及び公衆衛生の向上及び増進に努めなければならない。（日本国憲法第二十五条）

（1）（一八九九～一九六五）日本の大蔵官僚、政治家。一九六〇年から一九六四年まで首相を務めた。所得倍増計画を唱え、高度経済成長を推進。
（2）（一九一八～一九九三）日本の政治家。一九七二年に首相に就任するも、一九七四年に金脈問題の追及を受け総辞職。交通網整備による地方分散型の開発を目指す日本列島改造論で知られる。

終戦直後、過度の栄養不足と悪辣な衛生環境のために感染症が爆発的に拡がるなか、その治療および予防実践の充実は急務であり、医療以外にも感染症対策や母子保健を担う保健所体制が確立された。病気の原因を何らかの実体に求める特定病因論と、その発見・除去を目的とする治療技術が確立され、制度的空間としての病院、資格化された専門職集団とその養成課程が整備されるのは、わが国においては一九六〇年初頭のことであった。ちょうどこのころ、国民健康保険法（現行法）の施行によって医療の皆保険化も完了している。

このように、共同化されるべきリスクが疾病の周囲でまとめ上げられるなか、それら治療および予防実践が権利としての「健康」を補償する制度的対処として広く人々に認識されたことは想像に難くない。「健康」の意味論のネガティヴな性質を支えていたのは、以上のような背景だったと言える。

ただし、「身体的な望ましさ」をポジティヴに語る契機が、それまでにまったく存在しなかったというわけではない。たとえば、すぐに思いあたるのが「体力」という概念である。この概念がわが国の歴史のなかで高い強度で「健康」の意味論を席巻していたのは、一九三〇年代後半から終戦へと至る総力戦体制期である。

当時、徴兵検査における体位（体格）の悪化を陸軍が問題化したことを契機に、一九三八年の厚生省設立をはじめ、種々の「体力向上政策」が展開されていった(3)。終戦によって一旦はその動きに終止符が打たれたが、一九六四年の東京オリンピック開催をきっかけに、学校現場での「運動能力テスト」および「体力診断テスト」（いわゆるスポーツテスト）、さらには「壮年体力検査」が再開されるなど、「体力」という言葉の周りで「健康」をめぐる諸実践が生起することになった。

しかし、文部省および内務省（厚生省）、さらには陸軍省など省庁をまたぎ、なおかつ大日本体育会（現・日本体育協会）や日本厚生協会（現・日本レクリエーション協会）といった民間諸団体、産業報国会などの国策組織を巻き込みながら展開していった戦前の動きと比べると、一九六〇年代以降における「体力」への注目は細々としたものであった。学校制度を除いて、他の制度と広く関連を有するには至らなかったと言える。

「健康」の社会的な側面

二点目の特徴は、「健康」が産業社会における機能性、すなわち労働、教育、家族といった領域に沿った形で論じられていたことである。それは、戦後の公衆衛生・保健活動の中心的役割が、

(3)　一九三〇年代の「体力低下問題」を戦時下における社会改革の政策体系や政策連関に注目して、実証的にとらえ直した作業として高岡［二〇一一］を参照のこと。また、戦時下の体育・スポーツの状況が、必ずしも国家的な統制に席巻されていたわけではなく、都市空間の改変やメディアとそのグラフィズムといった多様な論点を含み込んでいたことが近年の研究蓄積で明らかにされている。坂上・高岡編［二〇〇九］をあわせて参照のこと。

産業社会と性別役割分業に基づく男性稼ぎ手モデルの家族生活、つまり「雇われて働く雇用者家族」（中川［二〇〇五］三〇五ページ）を標準的とするライフコースと、その各ステージ、各セクターに特異的な疾病（ないし事故）の予防にあったことに起因する。

産業保健や労働衛生は旧労働省、女性の出産に関連する母子保健は旧厚生省、学童期の学校保健については旧文部省がそれぞれ所管し、産業保健に関しては労働基準法（一九四七年）および労働安全衛生法（一九七二年）、母子保健については児童福祉法（一九四七年）から母子保健法（一九六五年）への流れ、学校保健については学校保健法（一九五八年）といったそれぞれの根拠法が整備されていったのも、戦後から高度成長期にかけてであった。

それはちょうど、「夫は仕事、妻は家事・子育てを行って、豊かな家族生活をめざす」という家族モデルに沿って法を含んだ諸制度の改革が行われ、多くの人々がそのモデルを目指すべき目標として感じるようなっていった時期と重なる（山田［二〇〇五］参照）。

一九四七年に出版された『公衆衛生学』のなかで、金沢大学総長で医学者の戸田正三は、「我國土の背景に於いて良く衆を醫する方策は如何に」と自問し、これに「家庭の最大多数が健康で文化的な最小限度の生活を営み得るように社会を案配すること」という答えを与えた（戸田監修［一九四七］三ページ、傍点は引用者）。

同書ではさらに、統計学の基礎や暮らしの身近な衛生環境（気候衛生、居住衛生、衣服衛生）、感染病対策に加え、産業衛生、学校衛生、都市衛生、農村衛生、母子衛生といった産業社会に沿った空間的／機能的な分類で、各論が展開されている。また、皆保険の達成はまだ先のことであるが、「社会保険」と題した社会保障制度への言及もある。

専門書以外で日常生活に即した「健康」の指南書が出版されるようになるのは一九五〇年代に入ってからであった。たとえば、大泉書店による「入門百科叢書」の一冊として『健康な生き方』（一九五六年）という本が出版されている。著者は、ストレス学説の日本における唱道者として知られる杉靖三郎である。

この本では、「健康と臓器の働き」にはじまり、季節ごとに生活のなかで注意すべき「健康」のポイントや、疾病やストレスを防ぐ食事や運動の望ましいあり方が事細かに論じられている。とりわけ、第四章の「婦人と健康」および第五章の「性と健康」では、「家庭生活」における「健康」のあり方が集中的に取り上げられているが、「女性の浮気」や「夫婦喧嘩」、「夫婦生活の円満」といったトピックまで取り上げられているのには驚かされる。

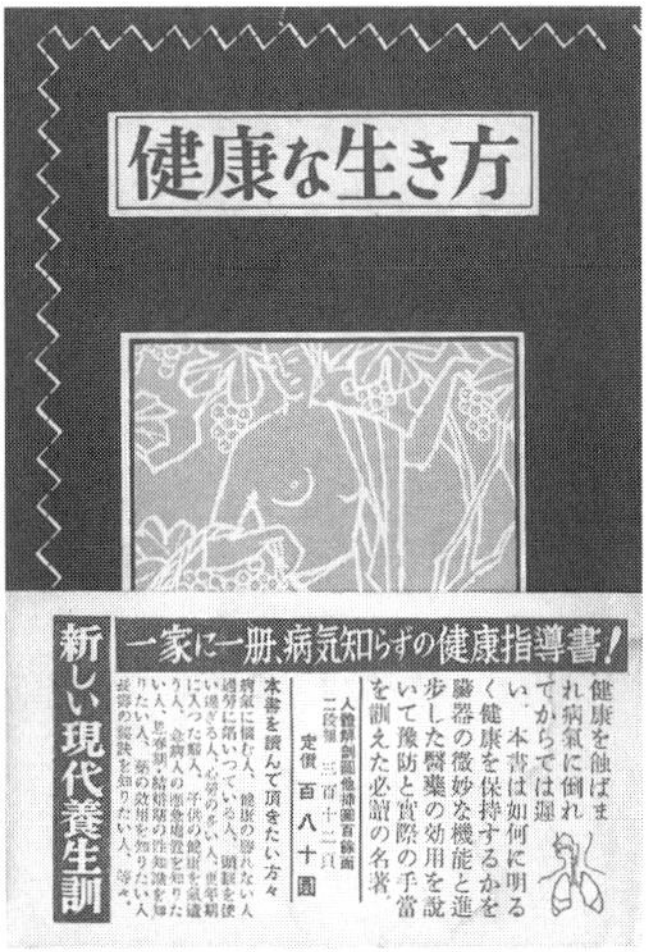

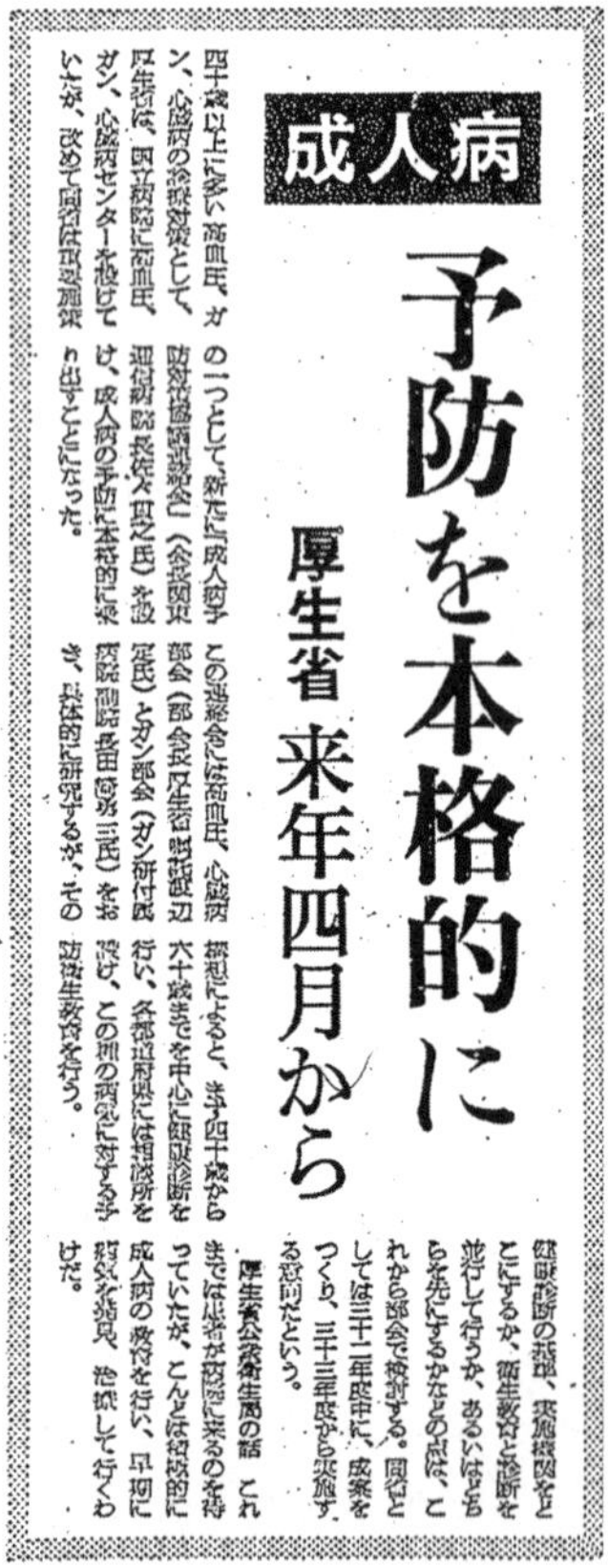

成人病

予防を本格的に

厚生省　来年四月から

四十歳以上に多い高血圧、ガン、心臓病の診療対策として、厚生省は、国立病院に高血圧、ガン、心臓病センターを設けていたが、改めて同省は成人病対策の一つとして新たに「成人病予防対策協議連絡会」（会長関東逓信病院長佐々木貞之氏）を設け、成人病の予防に本格的に乗り出すことになった。

この協議会には高血圧、心臓病部会（部会長厚生省技官渡辺定氏）とガン部会（ガン研付属病院副院長田崎勇三氏）を設け、具体的に研究するが、その構想によると、まず四十歳から六十歳までを中心に健康診断を行い、各都道府県には相談所を設け、この種の病気に対する予防衛生教育を行う。

健康診断の結果、実施機関をどこにするか、衛生教育と診断を並行して行うか、あるいはどちらを先にするかなどの点は、これから部会で検討する。同省としては三十二年度中に、成案をつくり、三十三年度から実施する意向だという。

厚生省公衆衛生局の話　これまでは患者が病院に来るのを待っていたが、こんどは積極的に成人病の教育を行い、早期に病気を発見、治療して行くわけだ。

〈朝日新聞〉1957年２月20日付

なお、このころには私たちにもなじみの深いある概念が登場する。「成人病」である。厚生省衛生局が「高血圧・心臓病部会およびがん部会」から構成される「成人病予防対策協議連絡会」を設置したことが契機となり、一九五七年二月に初めて「成人病」という言葉が使われた。

社会的役割と発達段階の両方を含意する「成人」が付与されたその概念は、まぎれもない行政用語である。このように、「雇用されて働く労働者」に関連する疾病群が予防されるべきリスクであることは、行政レベルでも十分に認識されていたと言える。(4)

時代はやや下るが、一九七三年には大修館書店から『講座　現代と健康』（全一〇巻、別冊三巻）の刊行が開始された。「人間と健康」と題された第一巻で、編著者である田中恒男は「健康」をめぐるWHOの定義について整理を試みている。
そこでは「健康」が、「身体的健康」、「精神的健康」、「社会的健康」の三つの側面から論じられている。そのなかで田中がもっともこだわっているのが「社会的健康」である。田中はこれを、社会制度や社会保障の整備としてとらえることは「健康」の実態ではありえないとし、次のように述べている。

〔社会的健康とは〕社会においてその人なりの役割を十分に果たせ、社会生活がいとなめる水準のことだとするものである。われわれが人間、ことに社会的存在としての機能をいとなむということは、社会のなかで社会的存在として位置付けられた機能をみたすことにほかならない。家族内であれば主婦とか子どもとしての役割があり、職場では職業をもち、その会社の一員としての機能が果たせ、一般社会ではそれなりの約束にしたがって機能をみたすことである。（田中［一九七三］二一五～二一六ページ、〔　〕カッコ内および傍点は引用者）

（4）もちろん、この各系列は「健康」をめぐる基本線として現代にまで通じている。ただし、さまざまな変容を内包するであろうそれらをすべて取り上げることは、筆者の力量を大きく超え出る。本研究を出発点にしつつ、その各系列とその連関をどう歴史的に位置づけるかについては今後の課題としたい。

アメリカの社会学者であるタルコット・パーソンズは、社会的に制度化された役割遂行からの離脱、つまり逸脱としての「病人」とその役割を論じた。社会的な「健康」を「社会的存在として位置付けられた機能」＝「役割」の遂行と見なす田中のテクストは、このパーソンズの影響を強く受けていることが分かる。そしてそのなかで、「家族」は中心的な位置を占めていた。つまり、「健康」は疾病だけでなく、「望ましい家庭生活」を維持するうえで各成員が遂行すべき規範に結び付けられて語られている。保健や医療の諸制度が前提にしていたのも、あくまで産業社会における「家族」の社会生活上のリスクとその負担軽減であった。

こうした「健康」の語られ方を、ここでは「社会的な分立」と呼んでおきたい。もちろん、この場合の「社会的」とは、冒頭で述べた「社会的なもの」の一つの形であると言える。というのも、ここで「社会的」であることが意味しているのは、産業社会の機能性に沿って「社会的なもの」が読み替えられた観念、つまり雇用レジーム主導の福祉国家における連帯の観念にほかならないからだ。

ここまでを簡単にまとめておこう。戦後の日本社会において「健康」の意味論形式はネガティヴに規定されるとともに、「雇用者家族」の各成員が産業社会で満たすべき役割に沿って制度的にも分立していた。

男性稼ぎ主と主婦の典型的なライフサイクルを前提に、そこで想定される疾病、失業、死別などのリスクに社会保険によって対応するというのが二〇世紀福祉国家における基本的な構図だが（宮本［二〇〇九］五一ページ）、そのなかで「健康」は公的な諸制度（医療・保健、社会保険）によって保障されるべき権利の意味論のなかに定位していたと言える。

2　理念を超えて

加害／被害

もちろん、戦後を通じて必ずしもネガティヴな意味論形式だけで「健康」が語られ続けてきたわけではない。そのポジティヴな相は、たとえば「体力」だけではなく「美容」の意味論にも現れていた。(5)

とはいえ、「健康」の具体的な実現が医療を中心とする諸制度に規定されるなか、「健康」それ

(5)　わが国における「健康」と「美容」との関係に社会史的な接近を試みた論考として田中［二〇〇六］（とくに、第六章「コンプレックス産業と〝癒し〟」）を、また一九世紀末のアメリカで理想の体型を軸にした「健康美神話」が立ち上がってくる様子を探究した原［二〇一〇］を、それぞれ参照のこと。

自体をめぐる積極的な定義や実践（高める、維持する、増進する何かとしての「健康」）は、基本的には私的な水準にとどめ置かれていた。このことは、「健康」が書物や口コミといった形で「読む」、「聞く」という経験（健康法）のうちにあったことと深く関係している。そうしたテクストの出所は、基本的には医療や公衆衛生学の専門家たちである。「健康」が医療や家族生活の関数としてではなく、あるいはまた「読む」・「聞く」といった細々とした経験や、それに付随するさまざまな私的な試みを越えて新しい実定性を帯びるようになるのは一九七〇年を前後するころからである。つまり、このころから「健康」の語られ方が新しい局面を迎えることになる。

そのきっかけの一つが公害問題の浮上であった。すでに一九五六年には水俣病の存在は確認されていたが、その原因がチッソの排水にあることを政府が正式に認め、水俣工場が問題となった生産工程を停止するのは一九六八年になってからであった。その後、イタイイタイ病、四日市や川崎でのぜんそくの発生により、公害訴訟も頻発するようになる。(6)

一九六七年には公害対策基本法が成立し、一九六九年六月には衆議院で公害に関連する三法案が可決され、被害を受けた人々への公費による医療費支給が可能になった。一九七〇年の第六四回国会（臨時国会）は「公害国会」と呼ばれ、各種法令も抜本的に整備された。

このときに成立したのが「人の健康に係る公害犯罪の処罰に関する法律」（一九七〇［昭和四

五」年一二月二五日法律第一四二号）である。いわゆる「公害罪法」と呼ばれたこの法律では、「事業活動に伴って人の健康に係る公害を生じさせる行為等を処罰する」こと、すなわち公害が犯罪行為であることの根拠が示された。さらに、「公害健康被害の補償等に関する法律」（一九七三［昭和四八］年一〇月五日法律第一一一号）では、公害によって引き起こされた「健康被害」に対する企業や国、自治体による補償が定められることになった。

こうして、社会の発展や「豊かさ」のための産業化が、実は公害という負の側面を孕んでいたという問題化が生起する文脈で、「健康」は〈加害／被害〉というコードを通して言表《げんひょう》されるようになったのである。

健康産業

「健康」の語られ方を変えるもう一つのきっかけとなったのが、「健康産業」の登場である。この言葉が使われ出したのも、それほど古い時代の話ではない。新聞記事で最初に登場するのは一九七二年のことで、〈読売新聞〉に掲載された「ローヤルゼリー販売業」への転職（脱サラ）を

（6）　神通川下流域の富山県で発生した公害による骨疾患。岐阜県の三井金属鉱業神岡事業所（神岡鉱山）の未処理廃水が原因。

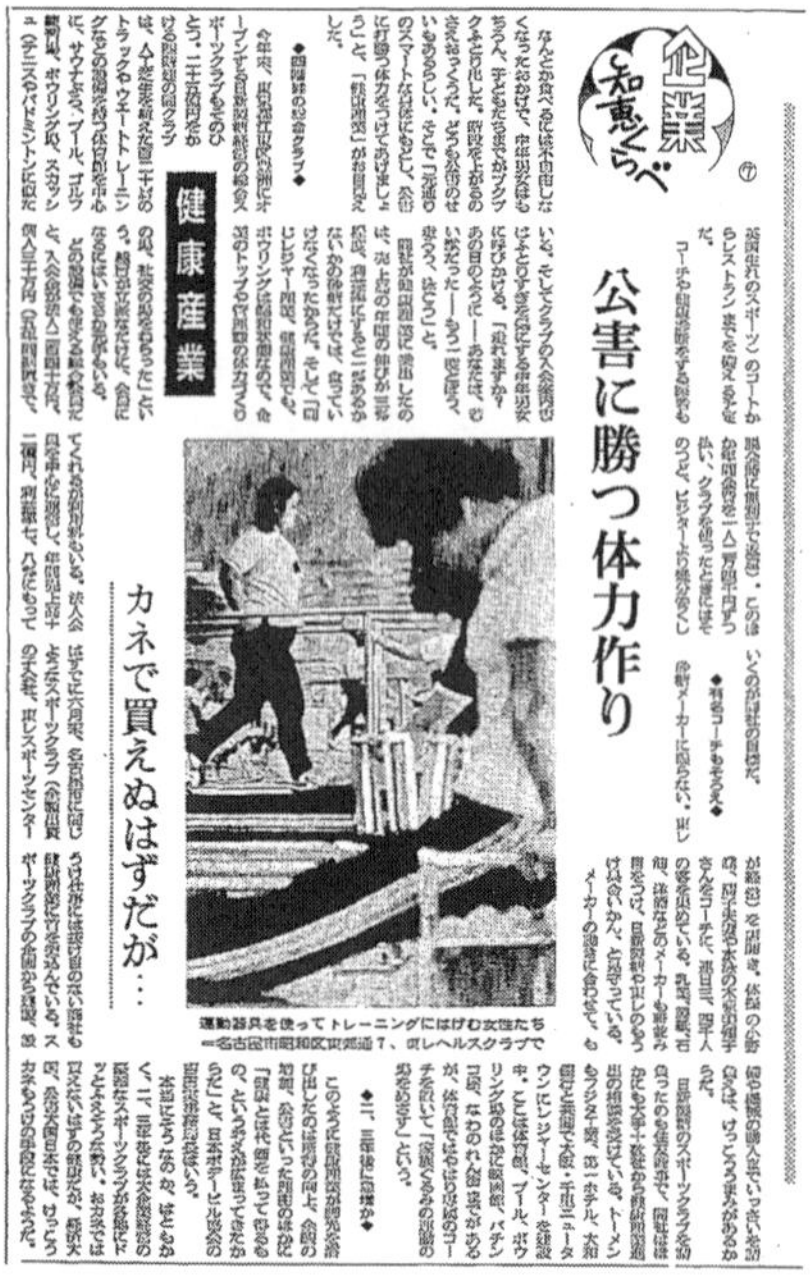
企業知恵くらべ ⑦
公害に勝つ体力作り
カネで買えぬはずだが…
健康産業
運動器具を使ってトレーニングにはげむ女性たち ＝名古屋市昭和区東郊通7、東レヘルスクラブで

〈朝日新聞〉1972年8月5日付

すすめる広告記事においてであった。

同じ年、〈朝日新聞〉も新ビジネスを紹介する「企業知恵くらべ」という連載のなかで初めて「健康産業」を取り上げた。記事の内容は、日新製糖や東レといった企業が新たにオープンさせた「スポーツクラブ」が中心になっている。「スマートな身体にもどし、公害に打勝つ体力をつけ」という文章は、現在の私たちの理解からするとやや奇妙なものに映る。

一九七五年には、『健康産業』という一般読者向けの読み物も登場した。東洋経済新報社の「未来産業」という出版シリーズの一冊で、著者は財団法人日本余暇文化振興会の研究員（当時）を務めていた瀬沼克彰と河内正広である。

図２－１　「健康産業」の分類

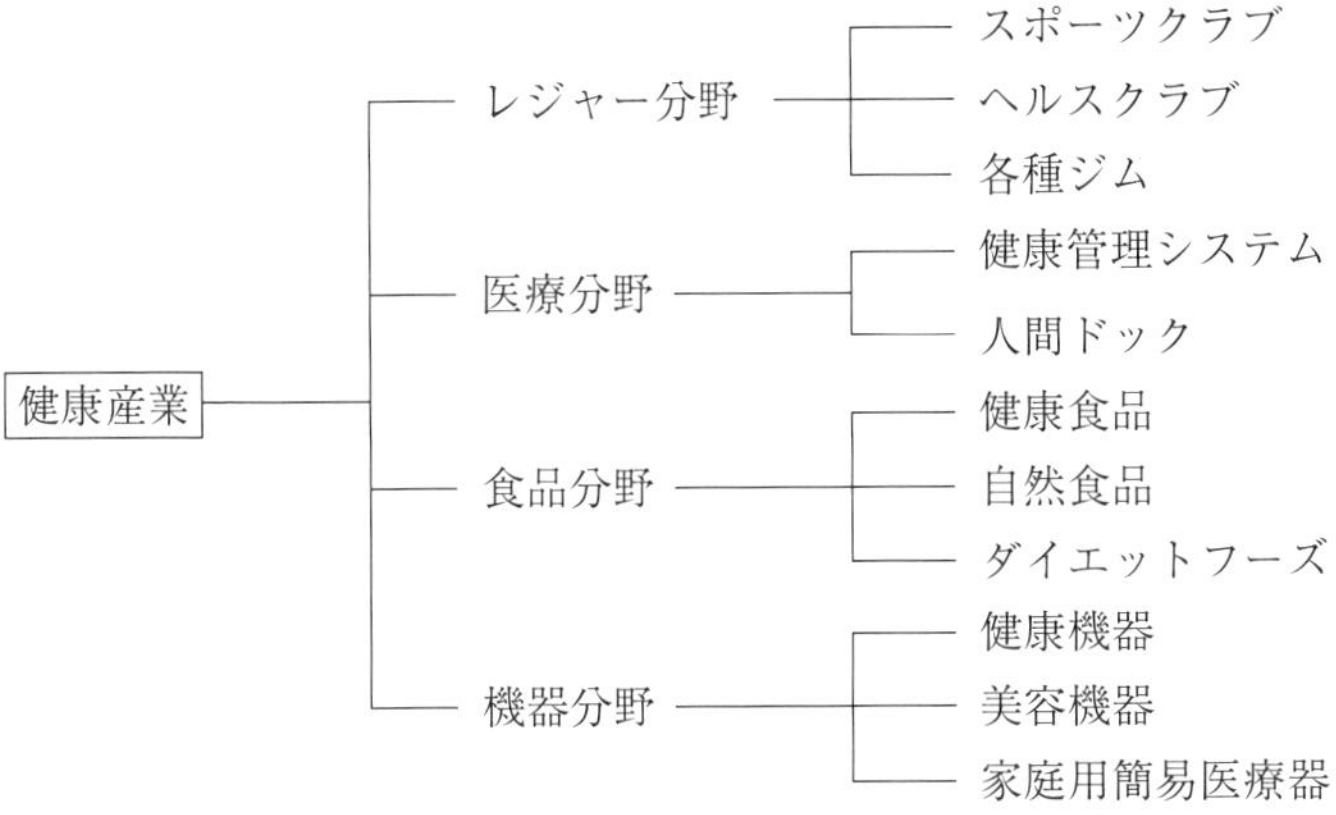

出典：瀬沼・河内［1975］15ページ。

瀬沼らは、「健康産業」を「人間生活の健康維持、増進のために貢献する産業」と定義した（瀬沼・河内［一九七五］一二ページ）。「総論」としての第一章のあとは、「アスレティッククラブ・ヘルスクラブの現状と展望」（第二章）、「健康食品の動向と市場性」（第三章）、「総合健診システム（AMTHS）の実態と将来」（第四章）という構成がとられ、「運動」、「食事」、「健診」、「美容」といった各市場の現状や見通しを提示している。

また、瀬沼らの書籍では、企業向けの専門的な情勢分析が活用されていた。矢野経済研究所が一九七三年に出版した『各種スポーツセンター（アスレティック）の実態』のほか、住友信託銀行による「健康産業の動向」（一九七四年）、レジャーマーケティングセンターの報告書「健康産業の現状と将来」（一九七一年）といった民間企業やシンクタンクによる調査の結果などがそれにあたる。(7)つまり、「健康」はこのころから新たな市場開拓におけるキーワードになりつつあったのだ。

一九八〇年代には、ルポや解説書の類も登場する。たとえば、フリーライターの常陰純一による『健康産業の虚と実』(一九八三年)、ルポ・ライターの鎌田慧による『健康売ります！――ヘルス産業最前線からの報告』(一九八五年)、日本経済新聞社による『ヘルスビジネス』(一九八七年)などが挙げられる。そこで触れられている内容や項目は、ほぼ瀬沼らの分類内に収まるが、一部、有料老人ホームなど「住宅産業」の動向が加わっている。

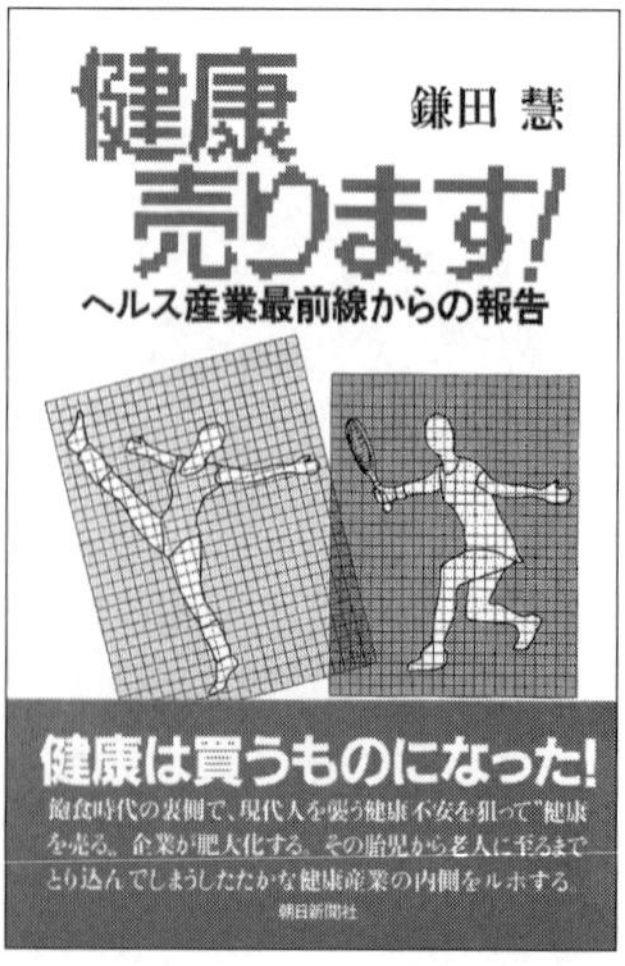

このように「健康産業」には、明確に同定できる対象が初めから備わっていたというよりも、「食事(栄養)」、「運動」、「余暇」、「美容」といった市場での発展性がある分野を一つのまとまりとして把捉しようとする言説的な実践によって、その実定性が担保されるような領域だった。その意味でこれは、予言の自己成就の一種であると言える。

その背景には重化学工業から情報サービス産業への構造的な転換が控えていたが、ここで確認しておきたいのは、この「健康産業」をめぐる言説的な実践のなかで「健康」の意味内容が次第に拡散しつつあったという点である。

「健康ブーム」言説の構成

すでに触れたように、「健康」には社会に対する反省性を帯びた語りを惹起させる傾向がある。端的な例を挙げれば、「健康ブーム」をめぐる言説がそれにあたる。もちろん、これ自体も昔からあるものではなく、「健康被害」という問題化や「健康産業」というリアリティーの存在が、そうした語りが生起する条件をなしている。

まずは、新聞記事のなかで「健康ブーム」という語がいつごろから用いられるようになったかを確認してみよう。**図2－2**は「聞蔵Ⅱビジュアル」（朝日新聞データベース）および「ヨミダス歴史館」（読売新聞データベース）という二つのデータベースから、「健康ブーム」を用いた合計記事数と、その経年的な推移を調べた結果である。

これを見ると、「健康ブーム」という語は一九七〇年代後半から用いられはじめ、一九八〇年

（7）一九八一年には、矢野経済研究所が『健康機器の市場動向と今後の課題――健康機器有力企業三〇社の徹底研究』を刊行した。

図２－２　「健康ブーム」を含む新聞記事数の推移（～2009年）

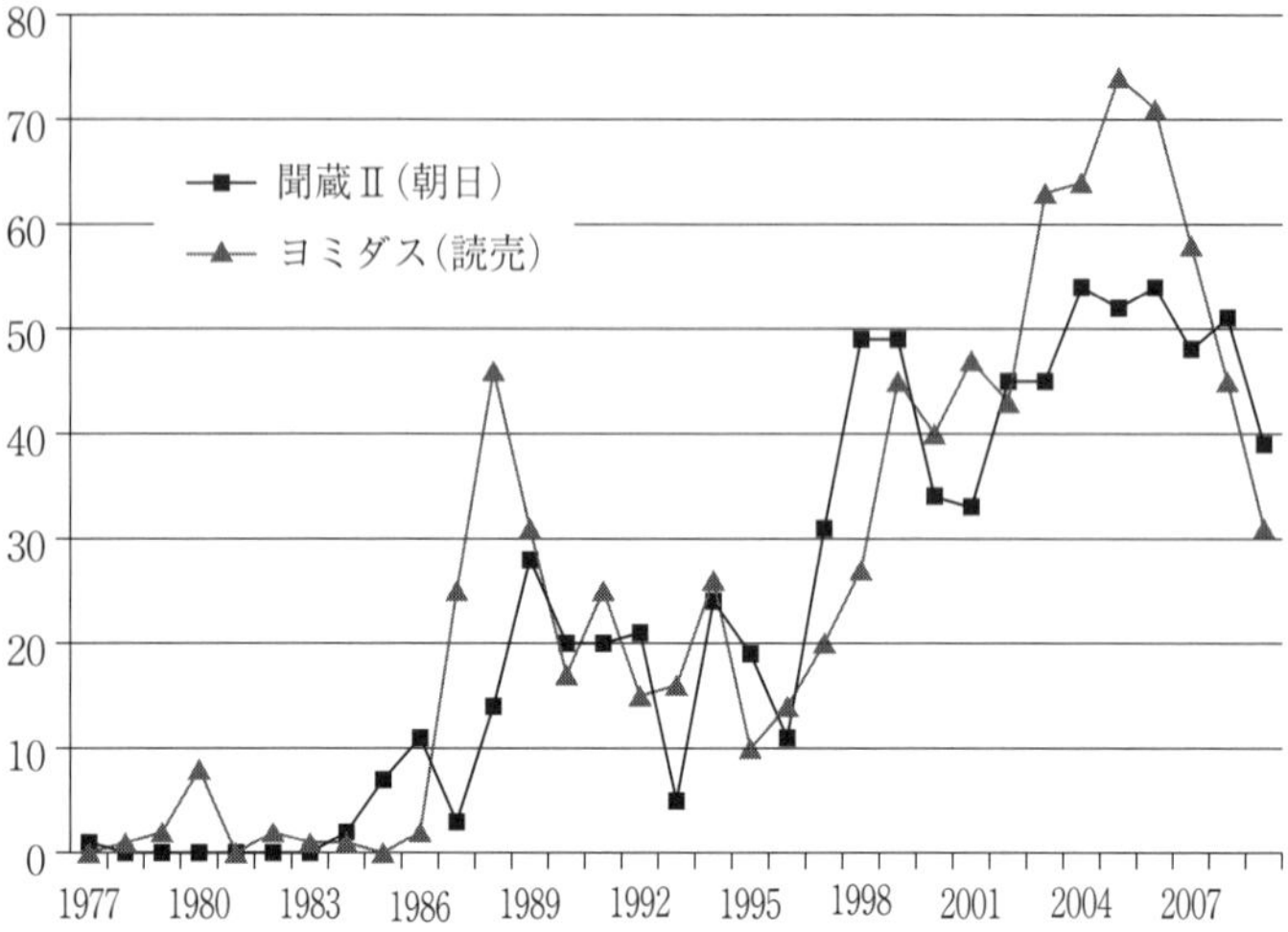

出典：新聞記事データベース「ヨミダス歴史館」・「聞蔵Ⅱビジュアル」より筆者作成。

代後半にはその頻度が急増していることが分かる。その後、一九九〇年代にいったん減少するが、一九九〇年代後半以降には再び増加に転じる。

　さらに同じデータベースで、一九八〇年代までの「健康ブーム」という語を含んだ新聞記事を見ていくと、その多くが身体的な活動（マラソン、ジョギング、ヨガ、エアロビクス）や「健康」を冠した食品の類（ヨーグルト、ニンニク、ウーロン茶）、あるいは「健康器具」などの商品開発や商戦、その表示をめぐる規制などに関する内容で占められていることが分かる。残りの部分には、表示義務の違反や詐欺事件、書籍の発売、セミナーなどの告知が含まれている。

ここからは、これら個々の内容を取り上げることはせず、「健康ブーム」それ自体を主題化した語り、すなわちその社会を反省的に論じたものを「健康ブーム」言説として分析してみたい。まず確認したいのは、ブームが発生する要因がどのように説明・評価されているかという点である。このことは、「健康ブーム」言説がそれなりの首肯性《しゅこうせい》を得るうえで基本的なポイントとなる。社会の観察として不適切なものが反復して語られることはないからだ。

再び、『健康産業』という本を取り上げよう。そこでは、「健康ブーム」の「反映」として「健康産業」が発展した背景が次のように論じられている。

> 高度成長は、国民所得の向上をもたらした反面、自然環境の破壊、公害等の発生をもたらし、人々に深刻な健康阻害を呼びおこす結果になっています。また、生活レベルの向上からくる栄養過剰、ストレスの増大、そして深刻な運動不足は新しい文明病をもたらし、いまや、半健康という状態が広く社会にひろがる状況です（瀬沼・河内［一九七五］ⅰページ、傍点は引用者）

ここでは、ブームの要因が高度成長による負のインパクトとしての「公害」や「文明病」、生活レベルの向上がもたらした「半健康」という状態の増加にあると説明されている。

ちなみに「半健康」とは、疾病の有無として割り切れない何らかの「不調」を示すものとして、ストレス学説の提唱者として知られる生理学者の杉靖三郎[8]らが用いはじめた概念である（杉［一九五六］一〇二ページ）。その後、医療ジャーナリストの水野肇[9]が著作で用いたり、さらに一九七二年には『厚生白書』でも採用されている。また、ストレスの解消という主題は、一九六〇年代から一九七〇年代にかけての、一般向けの「健康法」を論じた読み物のなかで次第にポピュラーになっていったトピックであった（津久井［二〇〇七］一一五ページ）。

話を戻すと、瀬沼らは、「現代病、文明病の脅威を人々が感じてきたこと」や「モータリゼーションや家庭電化による運動不足や栄養過剰による太りすぎ、社会生活の複雑化、都市の過密化によるストレス」、さらに「薬品公害を契機に治療に頼らないでスポーツ活動によって体力の増強をはかろうという意識」の強まりに「健康産業」への注目の理由を見ている（瀬沼・河内［一九七五］三〜四ページ）。

すでに触れたように、一九六〇年代後半にはカネミ油事件や光化学スモッグ問題などの公害が「社会問題」になっていたが、瀬沼らが用いているのは、「文明」がもたらした負の側面に対する対処行動として「健康ブーム」や「健康産業」が広がる社会が登場したとする適応の物語である。こうした「文明」に対する反省と、それに対する適応としてブームを描くやり方は、先に触れた商戦や「健康法」をめぐる論説のなかで、いわば枕詞のごとく「健康ブーム」を置くような語りのなかに数多く見いだされる。

公害だけでなく、より「日常」における「文明」の逆説的影響への批判を含意する論説もある。たとえば、一九七七年八月に朝日新聞が「新健康論」というシリーズを開始しているが、連載第一回目のタイトルは「文明の魔弾」、「危機は訪れている　便利さ・豊かさの〝逆説〟」という見出し付きの記事である。

戦後三十余年、科学文明は人間の手足の代用をするさまざまな電化製品、化学製品を、家庭に、職場にと送り込んできました（中略）しかし、人びとはその便利さのために、自ら体を動かすという生物の最も基本的な努力を放棄し、安易な生活のぬるま湯に身をまかせているあいだに、体は〝進化〟とはうらはらに、〝退化〟の一途をたどっています。ここに重大なパラドックス（逆説）があります。（〈朝日新聞〉一九七七年八月一日付）

（8）（一九〇六〜二〇〇二）日本の生理学者、医学評論家。筑波大学名誉教授。セリエのストレス学説を日本に紹介するなど、医学的知識の大衆化に尽力した。

（9）（一九二七〜）大阪府生まれ。医事評論家、ジャーナリスト。山陽新聞社会部デスク時代に「ガンを追って」で新聞協会賞受賞。その後、独立して評論活動を続ける傍ら、医療保険審議会、老人保健福祉審議会、医道審議会等の委員を歴任する。著作に『誰も書かなかった日本医師会』（草思社、二〇〇三年）など多数。

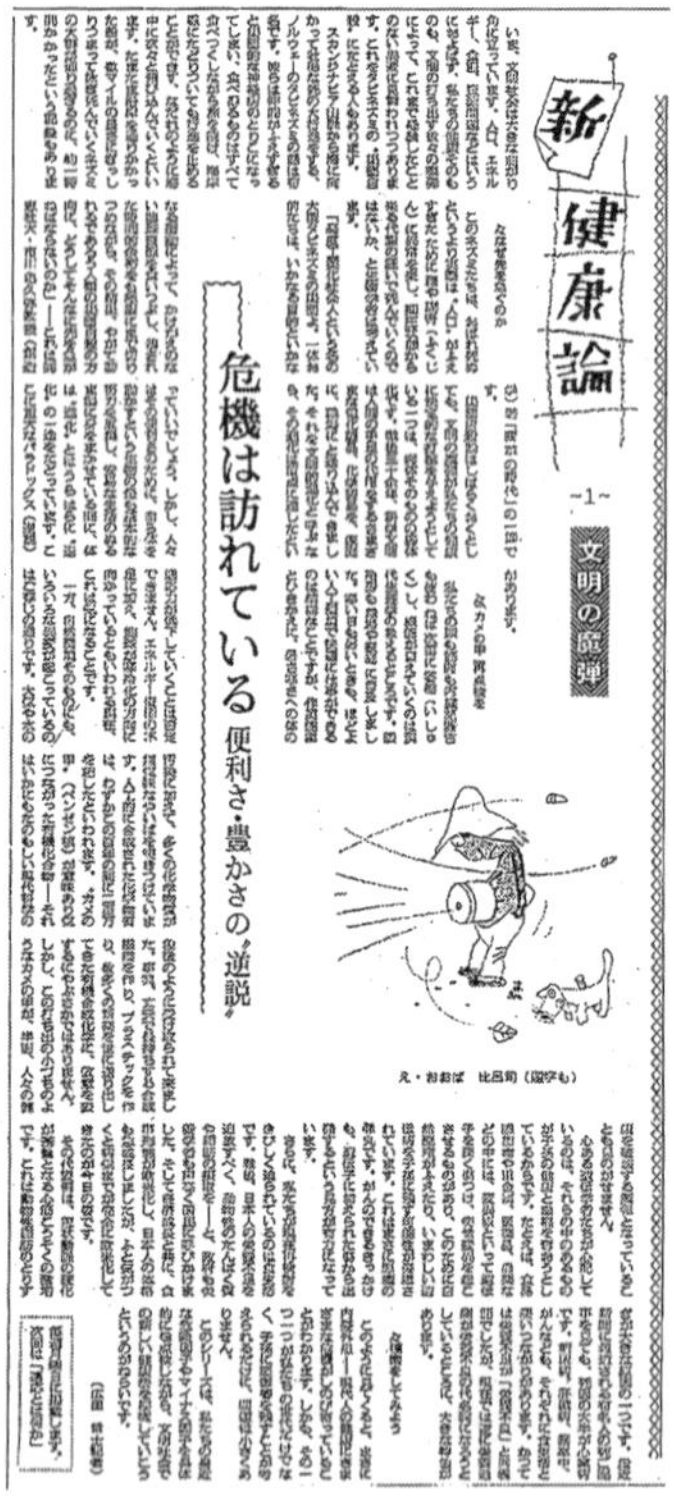
新健康論
~1~
危機は訪れている 便利さ・豊かさの"逆説"

〈朝日新聞〉1977年8月1日付

「健康ブーム」の要因に関する二つ目の説明形式は、管理社会批判の文脈に見いだすことができる。新左翼系の言論誌〈現代の眼〉は、一九七八年一〇月号で「からだと構想力——現代人間学入門」という特集を組み、「管理された健康ブーム」という題のもとに論稿を掲載した。そのなかでフリーライターの山根一眞は、「健康ブーム」とは「健康への不安」から生じたものであり、その「不安」の原因としてオイルショックや公害問題を列挙している〈山根［一九七八］六二ページ〉。さらに山根は、「健康ブーム」とは不安に乗じて金儲けを企てる「資本家」のビジネスだと述べている。ここに見て取れるのは、産業社会の矛盾である「社会問題」を糊塗《こと》するために、国家や産業界が「健康ブーム」を扇動し、不安を抱いた人々がそこに巻き込まれていくという疎外論的な図式である。

　こうした管理社会とその敵対性という表象に準拠してブームの所以《ゆえん》を説明する形式は、これ以後、「健康ブーム」言説のなかにしばしば登場するようになる。たとえば、スポーツ社会学者の佐伯聰夫が〈エコノミスト〉に寄せた論考「健康ブームにひそむ危険——日本は一個の大病院か」が挙げられる。

> ここで問題なのは、健康に対する主体的な判断が失われることである。健康についての「国家や医療が示す」狭い基準による判断を受け入れることによって、健康を守る立場から、健康を守ってもらう立場になり、さらには、無難に生きる人間になっていく落とし穴に落ちこんでしまうことである。自分が主体性を失い、生活管理される存在になる危険性があるわけである（佐伯［一九七七］六〇ページ、［　］カッコ内および傍点は引用者）

　このように、管理社会批判としての「健康ブーム」言説は、そのブームに関係する特定の社会集団とその意図を積極的に読み取ろうとする。その意味で、具体的な原因を指示しない一つ目の文明批判とはやや異なる。

そして、三つ目に指摘できるのは、医療に対する不信からブームの発生を説明しようとする形式である。これは、医療制度や技術の進歩・拡大が「健康被害」をもたらすという逆説、さらに特定の社会集団の利益追求に「健康ブーム」の所以《ゆえん》を求めるという、前記二つのテーゼからの派生的な説明形式である。管理社会や疎外論的構図も十分にふまえられている。

ただ、重要な違いは、ブームを医療の延長上にあるものとして認識するか、それとも医療という制度とは区別される（対抗的な）現象や行為としてとらえるかという点にある。この区別を強調するために、ここではあえてこの三つ目の説明形式として記すことにする。

さて、この医療不信の元として言及されたのが、医療過誤とそれをめぐる一連のマスコミ報道であった。一九八〇年、埼玉県所沢市にあった富士見産婦人科病院において、「健康的に問題のない」とされた女性の卵巣や子宮が、不必要な手術によって切除されていたことを朝日新聞が報じた。この事件では、その後も〝加害性〟を全面に押し出した報道が行われた。

また、雑誌〈現代の眼〉が「現代医療の〝死に至る病〟」（一九八一年二月号）という特集を組んだり、この当時、イヴァン・イリイチの『脱病院化社会』が訳出された[10]こともあって、高度化した医療システムへの批判は社会評論の場でもしばしば取り上げられた。たとえば、評論家の津村喬[11]がそうした議論にたびたび登場している。以下、太田竜[12]との対談、「管理された『からだ』――からだ存在・自然食・権力・国家について」での発言である。

七〇年代にどっと健康法ブームみたいになったのは、それ自体が非常に商品化された健康法というので退廃したところがあるけれども、その根底にあるものはこれまでの制度化された医療に対する不信であり、金をもらったり福祉的に何か人にしてもらうというのではなくて、自分の体のことであるから自分でどうにかしなきゃいけないという予感がずっと広がってきたように思うんです（太田・津村［一九八二］一一二ページ、傍点は引用者）

(10) たとえば、医学史家の中川米造が次のように述べる。「……抽象化し、画一化し、機械化し、中央化して、あとのことは無視して能率を追求する。測定にもかからぬ患者の不安、医者・患者関係は雲散させてもよい。この能率主義が営利と結合すると、『富士見病院』になるわけです。まだそこまでいけないのは、良心が残っているからで、やっぱり画一化はいかんのではないかと、ためらっているからです」（中川［一九八一］七七～七八ページ）。他方、同特集に寄稿したなだいなだは、医師や病院の倫理的姿勢を問うだけで、制度的な問題点に切り込まないメディアを痛烈に批判している（なだ［一九八一］参照）。

(11) （一九四八～）東京都生まれ。思想家、気功師。父は旧日本労働組合総評議会（総評）事務局長である高野実。一九六〇年代末には、日中友好協会早大支部などを拠点に、毛沢東主義を掲げて活動したことで知られる。著作に『われらの内なる差別』（三一書房、一九七〇年）などがある。

(12) （一九三〇～二〇〇九）樺太生まれ。思想家、社会運動家。革命理論やアイヌ解放論者として知られる。著作に『辺境最深部に向って退却せよ』（三一書房、一九七一年）などがある。

別のところでも、津村は「健康法」やヨガ・整体をめぐるブームが「一面では自主管理への模索であるが、他面ではそこに商業主義や『いんちき権威主義』が介入する余地を残している」（津村［一九七九］五八ページ、傍点は引用者）と、両義的な評価を下している。

このように、医療不信から「健康ブーム」の発生を説明するパターンでは、福祉国家的な管理を批判的にとらえつつ、それへの人々の対抗的な実践の集積としてブームを解釈しようとする傾向があった。

抗《あらが》いとしての「健康」

たとえば、そうした実践の一つに有機農業をめぐる取り組みが挙げられる。わが国の有機農業の草分け的組織である「日本有機農業研究会」が設立されたのは一九七一年のことである。結成趣意書では、農業の「近代化」（農薬や化学肥料の多用）が批判され、農業のあり方を「経済外の面からも考慮することが必要であり、人間の健康や民族の存亡という観点が、経済的見地に優先しなければならない」という主張が掲げられた。そのほかにも、農薬の使用によって害される農業従事者の身体的な「健康」、そして「食と健康」に関して消費者の知識・能力がいかに不足しているかが言及されている[13]。ちなみに、機関誌名は〈たべものと健康〉（一九七六年から〈土と健康〉に改題）である。

初めは「サロン的組織」とも評されたように、医学者と農学者が「農民」を「啓蒙」する立場をとっていたが、会員が増えるにつれて生産者と消費者との「提携」を合言葉にした実践を強く打ち出すようになっていった。(14)特定の農法の確立にとどまらず、農と食、生産と消費についてのオルタナティブなあり方を実践的に追及していこうとした点に、この組織の特徴があったと言える。雑誌〈フットワーク〉で「ヘルス産業」の連載記事を担当していた鎌田慧(15)もまた、有機農法による野菜づくりとその共同購入事業にかかわった経緯を自身の著作で取り上げている（鎌田［一九八五年］参照）。

(13)　機関紙の見返しには、毎号、この結成趣意書が印刷してある。以下のウェブページでも閲覧することができる〈http://www.joaa.net/mokuhyou/kessei.html〉（二〇一一年七月六日アクセス）。

(14)　有機農業の歴史的展開については、中島［一九九八］を参考にした。中島によれば、提携方式の要点は、①提携が農生産物の売買関係ではなく、生産者／消費者の相互関係のために学習活動が重視されること、②消費者は生産物の全量を引き取ること、③価格は生産者と消費者の話し合いで決め、変動を避けて、一定期間は基本的に固定価格とすること、④運動の拡大はグループの人数ではなく、グループ数の増加で実現すべきこと、の四点にあったという（中島［一九九八］五九～六〇ページ）。その運動としての側面については原山［二〇一一］が詳細に論じている。

(15)　（一九三八～）青森県生まれ。ジャーナリスト、作家。差別や過酷な労働状況に関するルポルタージュ作品で知られる。主な著作に『自動車絶望工場――ある季節工の日記』（現代史出版会、一九七三年）、『六ヶ所村の記録』（岩波書店、一九九一年）がある。

「三里塚微生物農法の会」[16]を中心としたこの活動は、成田市三里塚の空港建設反対運動の一環として地元の青年たちの手で進められた。都市住民に向けて野菜の配送事業（ワンパック）がはじめられたのは一九七六年のことである。鎌田はこのとき、生産者たちがつくっていたビラを書籍化するようにすすめている（三里塚微生物農法の会［一九八一］二二八ページ）。

鎌田は「大量生産、大量販売が、まずくて、危険なものを供給し続けているというのは、近代文明の逆説である」と述べたうえ、有機農法や産地直送野菜への注目、輸入食品の食品添加物に対する「消費者の意識」の向上を積極的に評価した（鎌田［一九八五］一二二〜一二六ページ）。書籍には、「有機農法による野菜の共同購入に集まる消費者。害食時代へのささやかな抵抗」とキャプションがついた消費者（女性）たちの写真が掲載されている（前掲書、一三二〜一三三ページ）。

他方、「生活者」や「消費者」の側から安全な食品を求める実践も、一九七〇年代ごろから芽生えつつあった。たとえば、生活クラブ生協[17]が「より良いものを、より安く」という考え方から、生産者との連帯による共同購入事業に乗り出している。

生協運動や消費者運動が活気を帯びるようになっていったのは、ちょうど一九七〇年代の中ごろからだった。一九七〇年代から一九八〇年代前半にかけての共同購入事業の拡大（**表2-1**参照）は、それをはっきりと示している（日生協創立五〇周年記念歴史編纂委員会編［二〇〇二］

五二〜五三ページ）。

もちろん、すべての共同購入事業が初めから安全な食品、つまり「健康」に害を及ぼさない食品を志向していたわけではない。実際、大量供給が見込めない有機農産物を批判する生活協同組合も存在していた（原山［二〇一一］二六六ページ）。とはいえ、生産者と消費者の組織的な提携はこのころから確実に拡がっていったのである。(18) こうした過程は、単なる商品の買い手という立場を超えて、食べ物の流通から廃棄までを含んだ総合的な暮らしの変革主体に対する人々の期待の高まりを示していたと言える（天野［一九九六］参照）。

さらに、一九八三年には、埼玉県嵐山町の国立婦人教育会館で、国際消費者機構（ＩＯＣＵ）(19)

---

(16)　一九七四年に「微生物友の会」として発足（会長は堀越昇平）。成田国際空港建設反対運動の一環として生まれ、化学肥料や農薬による近代農業に対する反省から、有機農法による生産や消費者との繋がりを重視した活動で知られる。反戦・反基地運動とも連携していた。

(17)　日本の生活協同組合の一つ。一九六五年、東京に「生活クラブ」が結成され、牛乳の共同購入事業がはじまったのを契機として一九六八年に設立された。

(18)　本文で挙げたもののほかに、たとえば兵庫県市島町（現・丹波市）では市島町有機農業研究会（一九七五年発足）が中心となり、農協とも協力した有機農業への取り組みが行われていた。一九八一年には、神戸灘生協内の一部のグループへの配送が実現している。詳細は、〈協同組合経営研究月報〉三六四号（一九八四年一月号）に掲載された現地研究会記録「協同組合と有機農業」の四六〜七五ページを参照のこと。

表２－１　1970年代から1980年代にかけての日生協による供給高推移

年度	店舗供給高		共同購入供給高		供給高	
	億円	前年比	億円	前年比	億円	前年比
1971	—	—	—	—	1,001	129.5
1972	—	—	—	—	1,258	125.6
1973	1,538	—	106	—	1,795	142.7
1974	1,783	115.9	192	181.1	2,461	137.1
1975	2,418	135.6	375	195.3	3,172	128.9
1976	2,865	118.5	474	126.4	3,847	121.3
1977	3,360	117.3	980	206.8（＊）	4,473	116.3
1978	3,476	103.5	794	81.0（＊）	4,857	108.6
1979	3,980	114.5	1,031	129.8	5,594	115.2
1980	4,591	115.4	1,697	164.6	6,762	120.9
80／73（%）	—	※298.5	—	※1600.9	—	675.5
1981	5,009	109.1	1,887	111.2	7,392	110.9
1982	5,460	109.0	2,441	129.4	8,546	115.6
1983	5,985	109.6	3,416	139.9	9,853	115.3
1984	6,564	109.7	4,745	138.9	11,763	119.4
1985	7,052	107.4	5,815	122.6	13,332	113.3
85／80（%）	153.6	—	342.7	—	200.1	—
1986	7,267	103.1	6,796	116.9	14,492	108.7
1987	7,457	102.6	7,694	113.2	15,642	107.9
1988	7,922	106.2	8,607	111.9	17,042	109.0
1989	8,612	108.7	9,658	112.2	18,819	110.4
1990	9,645	112.0	11,135	115.3	21,448	114.0
90／85（%）	136.8	—	191.5	—	160.9	—
90／80（%）	210.1	—	656.2	—	321.8	—

（注）80／73の欄の※は、実際は80／74の比率を示している。また、1977年度と1978年度の共同購入供給高の前年比（＊）は、集計生協数が前年より大きく増減しているため、大幅な変化となっている。しかし実際は、1978年度のような実績割れはなかった。

出典：日生協創立50周年記念歴史編纂委員会編［2002］より筆者作成。

による日本国際セミナーが開催され、国際的に流通する商品の安全性が議論された（下垣内［一九九四］六八～八〇ページ）。「健康、安全、消費者（HEALTH, SAFETY AND THE CONSUMER）」というテーマのもと、分科会では農薬や医薬品、乳幼児ミルク、自動車事故、タバコ・アルコールの各セッションで議論が交わされている。消費者の安全性や「健康」をめぐる議論は、こうしたグローバルな拡がりをもちはじめていたのである。

常陰純一[20]も、製薬、食品、機器、レジャー関連企業の動向に加え、「八王子消費者の会生活協同組合」の共同購入事業や、醤油製造業者の自然食品開発も取り上げている。そのうえで、望ましい「健康産業」のあり方を次のように提案している。

健康産業にはブームは似合わない。もっと地道で、しかも、しっかりと地に足をつけているというのが本来の姿だ。それを考えると、現在の大健康ブームは、やはり、どこか間違って

(19)　一九六〇年、アメリカ、イギリス、オランダ、ベルギー、オーストラリアの五か国を理事として設立された消費者団体の国際組織。設立当初の名称は「ＩＯＣＵ（International Organization of Consumers Unions）」だったが、一九九五年に「ＣＵ（Consumers International）」に改称された。

(20)　（一九五三～）大阪市生まれ。フリーライター。健康や「女子野球」に関するルポルタージュで知られる。本文で取り上げた著作のほかに『私の青空――日本女子野球伝』（径書房、一九九五年）などがある。

いるような気がする。この歪を是正していくのは、最終的には消費者ということになる。ブームなどに流されず、地道な自分なりの方法で健康産業とつき合っていくことだ。それが結果的に、健康産業を本来の軌道に戻すことになるのではないか。（常陰［一九八三］二二〇～二二一ページ、傍点は引用者）

ここまで確認してきたように、肥大化した産業社会が供給する食品や生活用品のあり方（とくに、食品や生活物資に含まれる有害物質）が厳しく問われる文脈において、「健康ブーム」とは、一面では人間疎外や管理社会の危うさを含むものとして、他方で安全な生活のために暮らし方そのものを変えていこうとする主体性の発露としても言及されていた。

そのなかで「健康」は、単に制度的に保障されるだけのものでなく、人々が新たな権利を目指す運動への回路を開

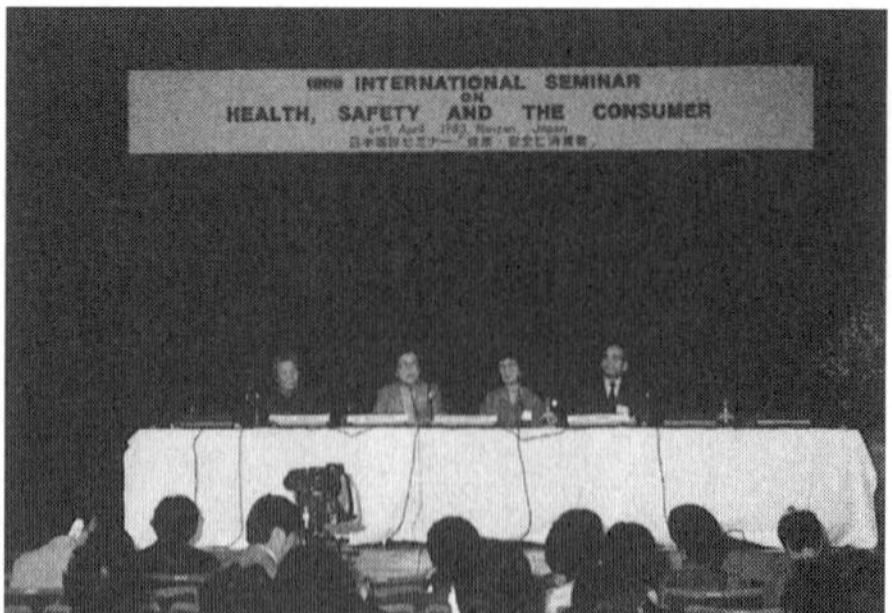

国際消費者機構「IOCU 日本国際セミナー」の様子
出典：下垣内［1994］70ページ。

くうえでの思想財(21)としての位置を得るようになっていった。

ここまでを簡単にまとめておこう。まず、戦後の日本社会において「健康」の意味論としてもっとも広く用いられたのが、病気がない状態を「健康」ととらえるネガティヴな語りの形式であった。このことは、社会的な役割や領域の区別に準拠する形で制度的に保障されるべき権利として、「健康」を意味づけることとも深くかかわっていた。

それを裏付けるように、病気をなくすための医療・医学、そして「雇われて働く雇用者家族」を念頭に置いた制度設計が進められた。この場合、「健康」という語を介して実現されるべき公共性の内実とは、偶発的な現象としての病気というリスクの軽減を、治療行為およびそれに関連する「責任」をカバーする保険制度によって達成しようとするものだったと言える。

一九七〇年を前後するころから起こった変化として注目すべき点は、「健康」を脅かすものとして、偶発的な病気以外に、ある種の社会的な加害性が見いだされたことである。公害という現象はその最たるものだが、これによって「健康」を介して語られる安全性への危機が、人為的／

(21)　意味論のなかで、とくに思想的性質を帯びるものを、高橋徹のルーマン解釈にならって「思想財（Gedankengut）」と呼ぶことにする（高橋［二〇〇二］三〇〜三一ページ）。

社会的にもたらされる何かとして言及されることになる。

端的には、重化学工業や食品の大量生産を担う企業、肥大化した医療のあり方が批判されたわけだが、そこには、加害の告発のみならず生産と消費、共同的な暮らしのあり方そのものへの反省が含まれていた。狭い意味での権利の意味論とは異なる、社会や暮らしへの問いが生まれていたのである。たとえばそれらが、有機農法と産消提携、共同購入事業といった形で現れてきたことも確認してきたとおりである。

このように、一九七〇年代以降の「健康」をめぐる語りに生じた変化のなかで、とくに注意を払う必要があるのは、既存の制度や社会への反省とそれをふまえた新たな主体性とによって、「健康」なるものとその実現が語られるようになったという点である。繰り返すが、本書にとって大切なのは、「健康」の意味内容だけではなく、その反復的な言説化を可能にする形式のほうである。こうした「健康」の意味論を通じた主体性の喚起は後続の章でも登場するので、ここで強調しておきたいと思う。

また、このころから「健康」がモノ／コトの差異を示す記号して重宝されるようになってきた点も忘れてはならないだろう。「健康」はその産業化とともに、個人的な効用を重視する論理とも親和的になっていく。一九七〇年代の「健康」という記号が、こうした消費社会へのモメントと、社会や暮らしへの反省との間で言説化されていたことをここでは確認しておきたい。

第3章

問題化される「老い」とその身体

たしかに〔パリ郊外の〕ナンテールやイヴリーなどの養老院などは、一種みすぼらしいイメージを呈しています。しかし、ひとがそのことに眉を顰めるという事実は新しい感性を示しており、この感性そのものも新しい状況に結びついています。戦前の家族は老人たちを家の一郭に追い立て、その負担を嘆き、家庭のなかにいる彼（女）らにありとあらゆる屈辱と憎悪を味わわせていました…（フーコー『ミシェル・フーコー思考集成Ⅸ　自己／統治性／快楽』二二五ページ。〔　〕カッコ内は本文ママ）

フランス民主主義労働同盟の全国書記であるロベール・ボノ（Robert Bono）との対談のなかでフーコーは、老いゆく人々に対する「感性」の変化が「新しい状況」へと結び付いていることを示唆している。

一九八〇年代以降、その「感性」と呼べるものを揺さぶる形象として日本社会で浮上したのは、まちがいなく「寝たきり」、「寝たきり老人」、「寝かせきり」と表現される身体である。以後、「寝たきり」、「寝かせきり」という身体の表象は、人口の高齢化問題とそれにともなう一連の医療福祉制度の改変のなかでキータームとして語られることになる。

他方、「男女ともに平均寿命世界一」という戦後日本のキャッチアップ型の社会運営が生み出した副産物をマスメディアがこぞって報じたのは一九八四年ごろのことだ。「ジャパン・アズ・

ナンバーワン」をはじめとして、ポジティヴな社会の自己イメージを想起させる材料には事欠かない時間が訪れようとしていた。「高齢化社会」という社会の表象は、このように危機と自信がない交ぜになる形で急速に拡がっていく。新しい政策立案の名目に「健康」が用いられるようになるのは、ちょうどそのような時期にあたる。

本章では、まず戦後日本社会における「高齢者」の医療・保健・福祉政策を概観することからはじめたい。そのうえで、新たな「健康」の政策化と、それにともなう意味論形式の変化を見ていくことにする。

1 「寝たきり老人」問題の浮上とその対策

「高齢者」をめぐる医療・保健・福祉政策の概観（戦後から一九八〇年代中ごろまで）

一九七三年、田中内閣の下で初めて全国的な老人医療費支給制度（七〇歳以上の医療費無料化）が実現した。「福祉元年」と称された同年には、そのほかにも健康保険加入家族の医療費負担の引き下げや厚生年金支給額の引き上げ、さらには制限付きではあったものの児童手当が導入されるなど、社会保障制度が全般的に充実を見せた。「高齢者」をめぐる福祉、医療、保健政策の変遷について、ここまでの流れを見ていきたい。

まず福祉では、一九五〇年代から身寄りのない老人の過酷な状況が種々の実態調査から明らかにされ、一九六三年に「老人福祉法」が制定された。「精神障害者福祉法」（一九六〇年）、「母子及び寡婦福祉法」（一九六四年）の制定もこれと並行し、いわゆる「福祉六法体制」が実現する。ただ、医療および年金の枠組みができあがっていくのに対して、「老人福祉」は資力調査などを含む行政措置が中心だった。「老人福祉」は家族による「扶養」が前提とされていたためであり、退職後の個人の生活を十分に保障するものではなかった。

政治学者の宮本太郎[1]が指摘するように、「老人」の生活の困窮という問題には雇用レジーム主導の生活保障の落とし穴とも言える側面があり、一九六〇年代後半の医療および年金制度の充実は、そうした面への政治的な対応という意味合いがあった（宮本［二〇〇八］八四～八九ページ）。つまり、「雇われて働く雇用者家族」を標準とした場合、制度設計上、「老人」は「家族の余剰」でしかなかったのである（天田［二〇一〇］参照）。その社会的な対処を担うことになったのが医療制度である。

老人医療費無料化は、スティグマ色の強い福祉制度（生活保護受給や特別養護老人ホームへの入所）の利用を回避し、医療機関＝「老人専門病院」への入院を選択する「高齢者」とその家族を増加させた。これが、医療の必要性が乏しいにもかかわらず長期間にわたって入院する、いわゆる「社会的入院」の発端となっている。

そして、ここに登場するのが「悪徳老人病院」問題である。一九七〇年代の後半以降、一部の医療法人が行った営利優先の治療行為（「無為」を含む）や株購入が、マスメディアによって大々的に報じられた。「乱診・乱療」、「抑制」を通じた「寝たきり」および褥瘡《じょくそう》の発生、さらに利益の「過剰」な追求が厳しい批判にさらされた。

こうした批判は、もちろん「高齢者」の権利を擁護するという立場からなされたものであった。ただ、これに加えて、ケアをめぐる仕組みの効率化に対する主張、さらにはイリイチらによる医療化論や管理社会批判の言説もまた、医療過誤に対する批判に論拠を提供していた（堀田［二〇〇九］二六八～二七〇ページ）。

代表的な読み物としては、ジャーナリストの和田努による埼玉県三郷中央病院での実態を暴露した月刊誌〈宝石〉での記事と著作『老人で儲ける悪徳病院』（一九八二年、エール出版社）や、大熊一夫による〈週刊朝日〉での連載記事とそれをまとめた著作『あなたの「老い」をだれがみる』（一九八六年、朝日新聞社）と『ルポ老人病棟』（一九八八年、朝日新聞社）が挙げられる。

（1）（一九五八～）東京都生まれ。政治学者。中央大学教授。主な著作に『福祉国家という戦略――スウェーデンモデルの政治経済学』（法律文化社、一九九九年）や『生活保障――排除しない社会へ』（岩波書店、二〇〇九年）などがある。

これらはのちに、医療職、福祉職、ジャーナリスト、研究者といったさまざまな立場から老人福祉制度の改変に立ち会う人々に読まれ、改革すべき現実として参照された。

他方、一般消費税導入を打ち出した自民党が一九七九年の総選挙で敗北した結果、政治は従来の積極財政から、歳出削減による財政再建、増税なき財政再建路線の方向へと舵を切っていく。その主導役となった第二次臨時行政調査会（いわゆる土光臨調）は、個人の自助努力と家庭や地域社会の結び付きを重視する「日本型福祉国家」を提唱し、社会保障の削減に力を入れはじめた。ただし、この場合の削減は医療制度における削減が主であった。

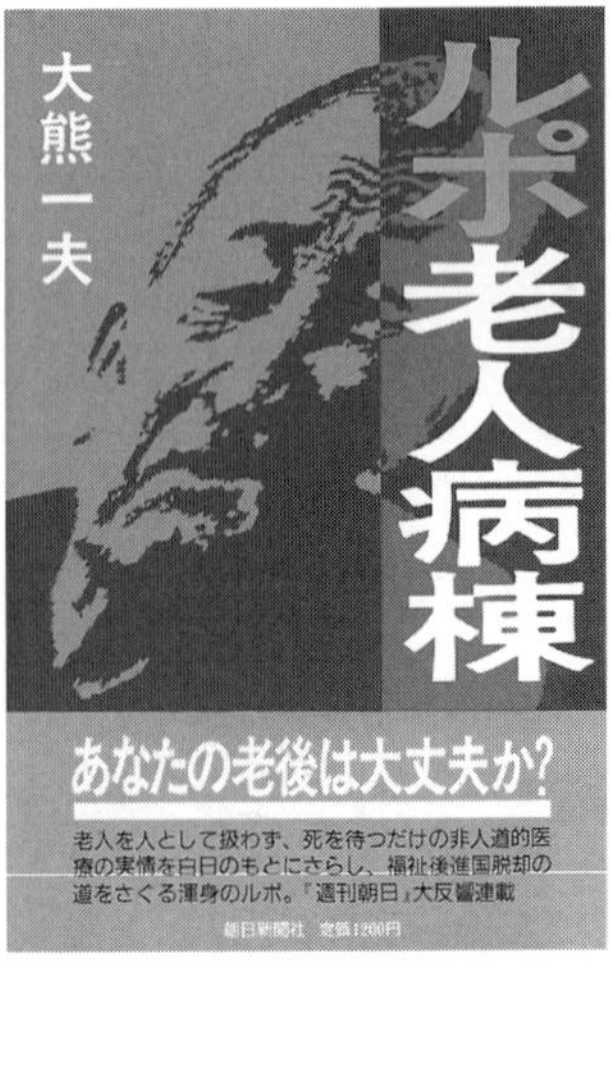

まず、一九八三年の老人保健法成立によって、患者の一部負担導入に加えて、公費と各保険者からの拠出金による財源の仕組みが成立し、老人医療費無料化の廃止が決定的となった。一九八四年には特例許可老人病棟が制度化され、従来の出来高払い制ではなく、一か月間の点滴や検査などを一定枠内に制限して月額の診療報酬を定額制にするなど、受療する側の負担増に加えて、医療機関にとっても「高齢者」の診療・治療が割に合わないものになる仕組みがつくられていっ

図３－１　老人保健事業の概要

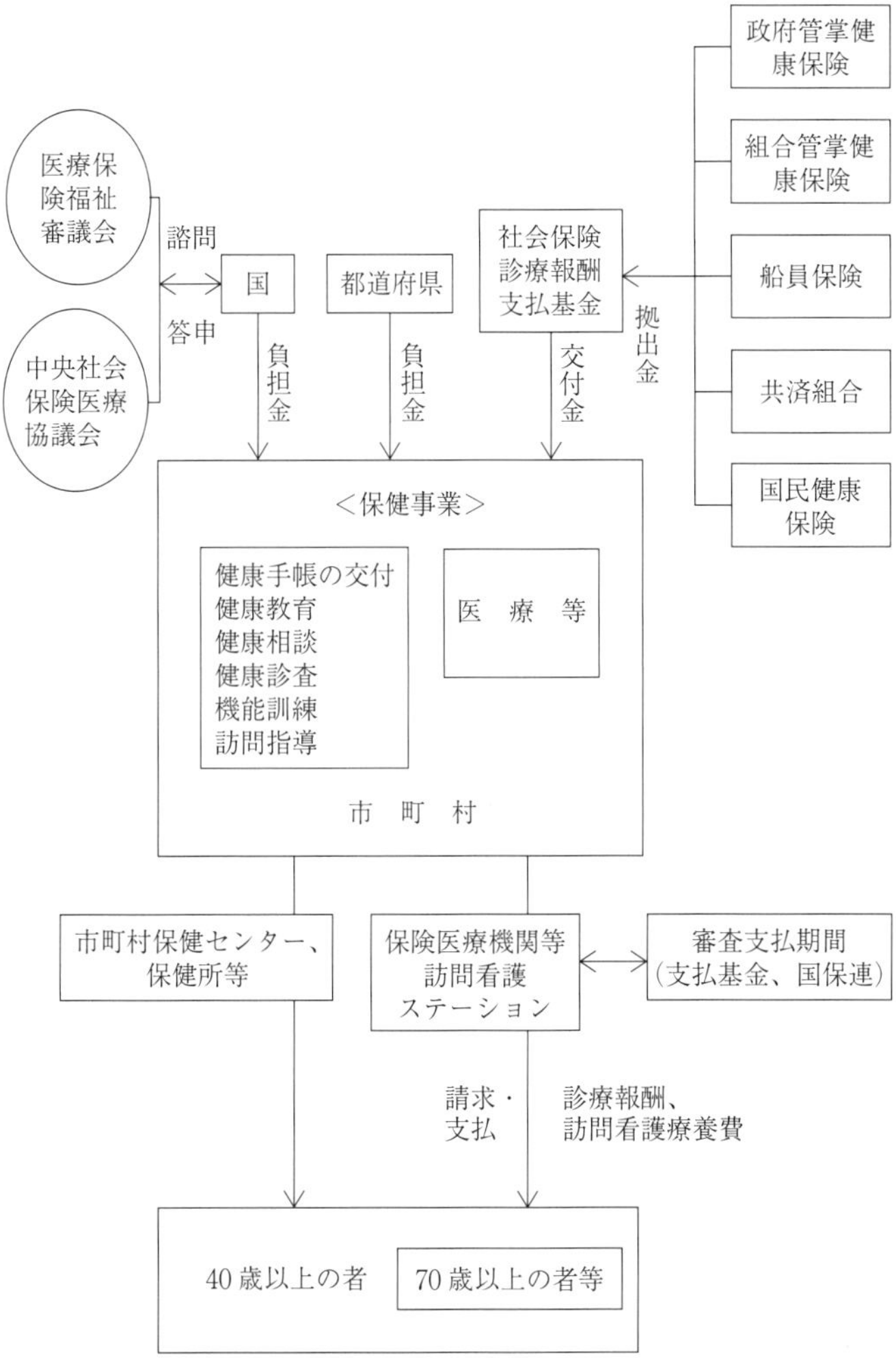

出典：『国民衛生の動向』［2003］106ページ。

た。もちろんこれらは、「社会的入院」の是正策として導入されたものである。

なお、老人保健法が保健事業をその一部に組み込んでいた点にも注意が必要となる。図3－1に示したように、国・都道府県による負担と各保険制度からの拠出金で賄われたこの保健事業では、「壮年期」（四〇歳以上の者で「職域等においてこれらの事業に相当する事業の対象となる場合」を除く）を対象として、①健康手帳の交付、②健康教育、③健康相談、④健康診査、⑤機能訓練（リハビリテーション）、⑥訪問指導、が実施されることになった。

これにより、公費と保険者負担による保健事業が正式に開始されることになったのである。後続の章で触れる介護保険制度と抱き合わせになった保健事業（介護予防施策）のあり方の源流の一つは、ここにある。

ただし、老人保健事業とは「成人病」の早期発見・早期治療を通じて慢性疾患を予防しようとするものであり、医療による治療と地続きであった。その目的は、あくまでライフステージのどこかで生じうる疾病とその徴候を臨床医学的に発見することであり、なにか「高齢者」に特異的な「健康」の問題化がなされたわけではなかった。

身体と〝加害性〟

しばしば指摘されるように、これまでわが国では「老人」の暮らしの保障が問われる際、過酷

図3－2　「寝たきり」を含む新聞記事数の推移

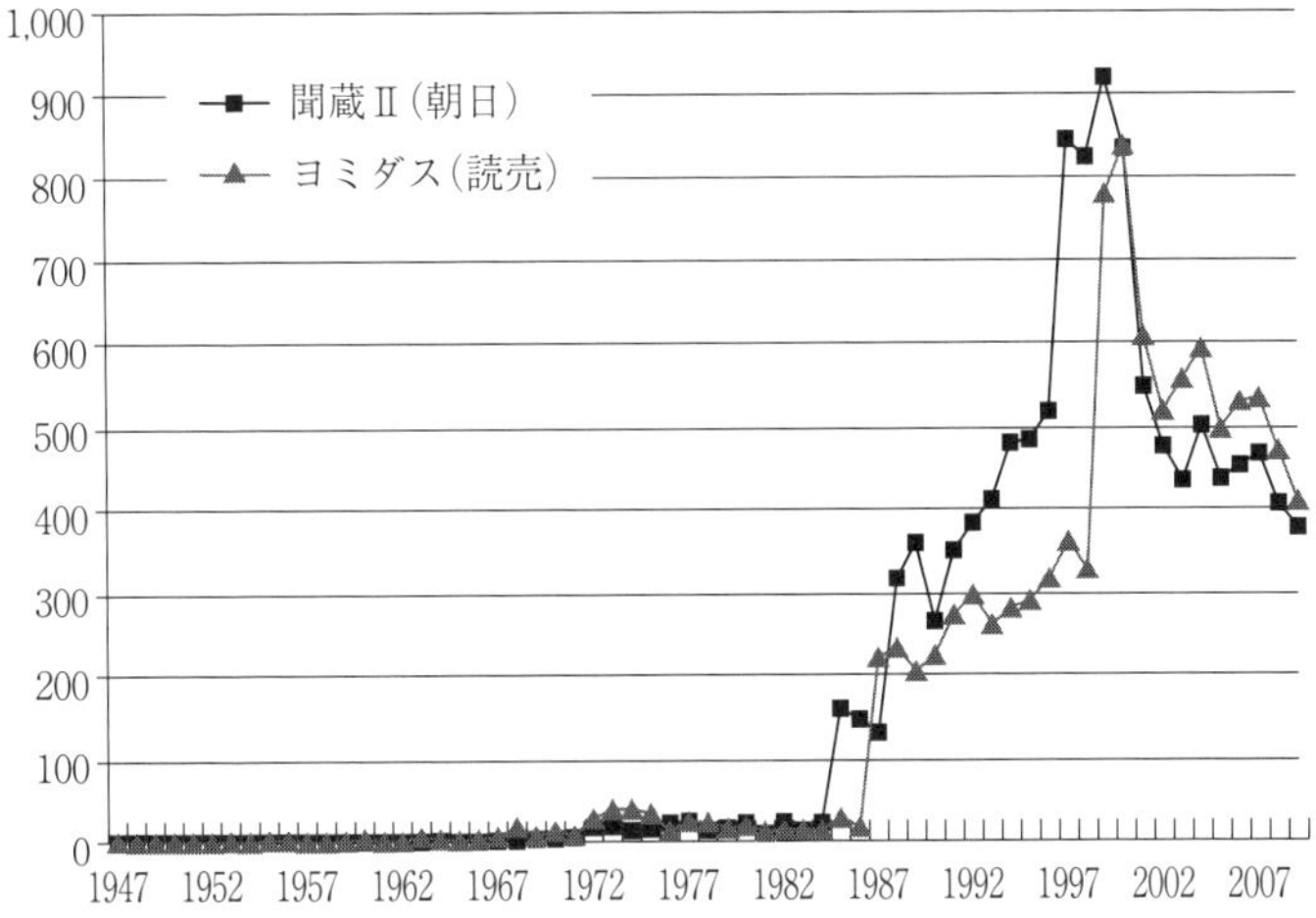

出典：新聞記事データベース「ヨミダス歴史館」・「聞蔵Ⅱビジュアル」より筆者作成。

な暮らしにあえぐ存在というイメージが、公的機関や民間レベルでの調査実践を通して繰り返し言説化されてきた（川上［二〇〇二］五二六～五二七ページ）。「寝たきり老人」は、まさにそうした不遇の象徴として語られ、以後、それをなくす、あるいは予防するという方向で制度の改革が立案されていくようになる。

具体的な施策についてはのちに触れるとして、まずは新聞紙上で「寝たきり」を取り上げた新聞記事数とその推移を確認しておこう（**図3－2**参照）。ここで使用したのは、読売新聞と朝日新聞のデータベースである。

朝日新聞は、「寝たきり」を主題にしたシンポジウムの開催や特集記事を企画していたこともあり、一九八〇年代の中ごろから記事数が増加している。読売新聞も、それを追い掛けるように記事数を伸ばしている。その後、二〇〇〇年代に入ると両紙ともに掲載記事の数は漸進的に減少している。

こうした「寝たきり（老人）」をめぐる言説の増大の背景には、すでに触れた「老人病院」の実態の告発や、海外の状況視察とその報告の類が新聞紙上で数多く取り上げられるようになっていったことが指摘できる。とりわけ、大熊由紀子が一九八五年に開始した朝日新聞紙上の一連の記事、それをもとにした『「寝たきり老人」のいる国いない国』（一九九〇年、ぶどう社）は多くの人々に読まれ、論及された。大熊はその本で、日本で自明視されてきた「寝たきり」が、実は北欧諸国ではそうした言葉すら存在せず、さらに日本における介護制度や仕組みの不備こそが「寝かせきり」をつくってしまっていると喝破した。

また、これらの著作では、病院における「寝たきり」の様子が写真付きでたびたび示されているのも特徴的である。たとえば、先にも挙げた大熊一夫の『ルポ老人病棟』（朝日新聞社、一九八八

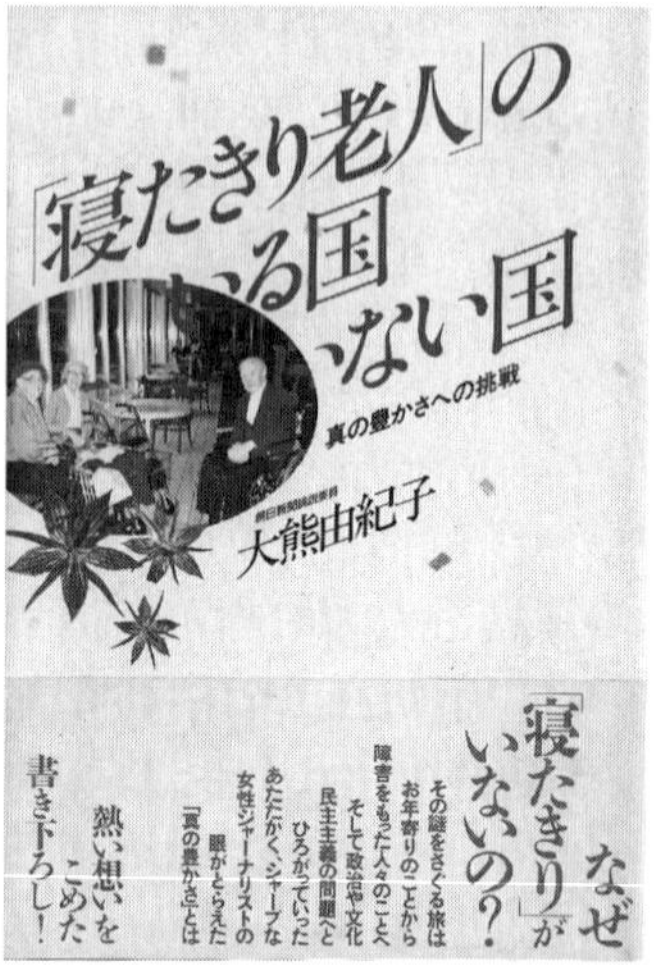

年）では、「寝かせきり」にされた入院患者の姿や「点滴のボトルだらけ」の様子が収められている（前掲書、四三ページ）。それ以外にも、スタッフが車椅子やさまざまな技術を用いて、入院患者を「起きた」状態にする良心的な病院の様子も伝えられている（前掲書、一一三ページ）。

デンマークの福祉制度を視察した医師の岡本祐三も、著書で「寝たきり＝寝かせきり」というキャプションとともに「抑制」された入院患者の写真を載せている（岡本［一九九〇］四二ページ）。さらに、大熊由紀子の著作では、「海外」と「国内」で介護する「女性」の姿がどのように異なるか、写真を用いてその様子を対比的に描いている。

そうしたなか、行政も本格的な「寝たきり老人」の調査研究に乗り出していく。その代表的なものに、元厚生官僚の竹中浩治を班長とした厚生科学研究特別研究事業

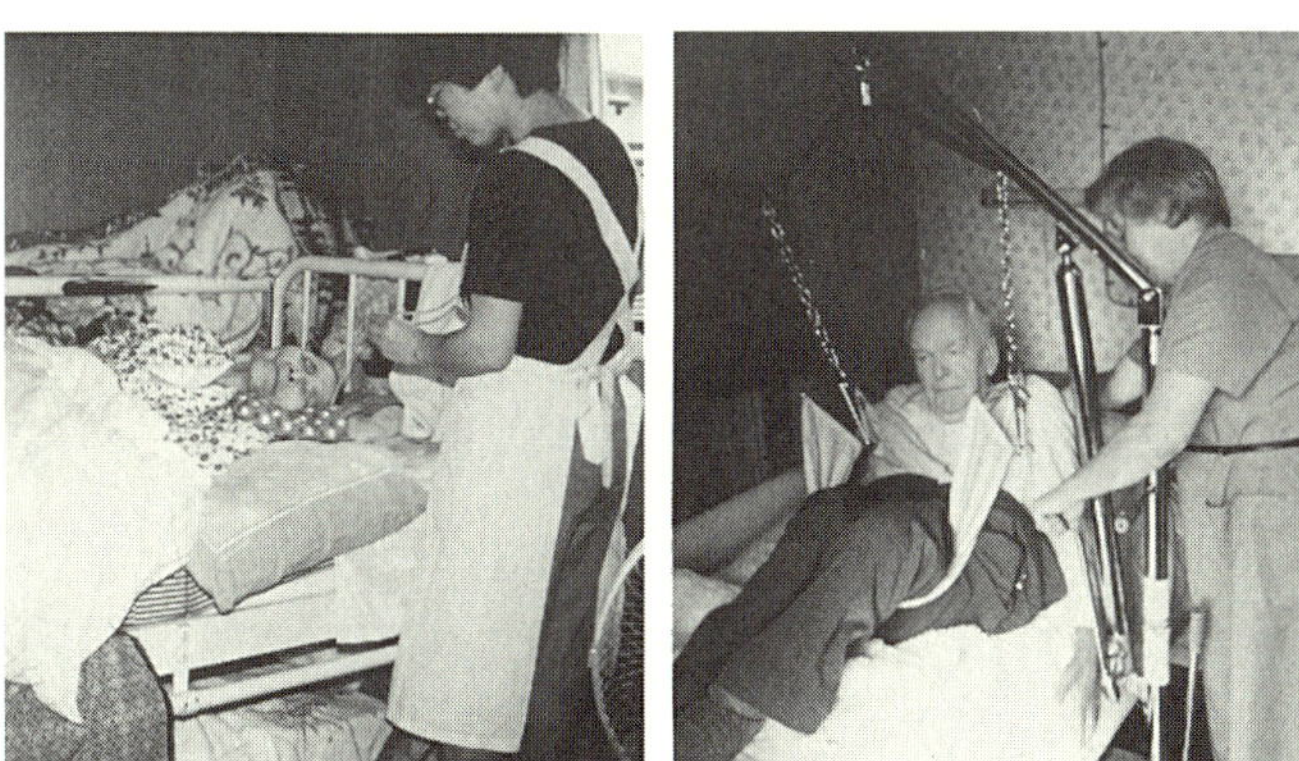

日本／欧米（海外）の比較（出典：大熊由紀子［1990］27ページ）

が挙げられる。報告書は『寝たきりゼロをめざして――寝たきり老人の現状分析並びに諸外国との比較に関する研究』として公刊され、以後、行政文書をはじめ専門誌などでも頻繁に引用されることになる。

> 寝たきり老人が曲がりなりにも起きられるようになれば、じょく瘡、嚥下性肺炎等の疾病の予防やその改善によって生命の延長が期待されるのはもちろん、移動、食事等の日常生活動作の改善、精神活動の活発化、自立の促進、さらには老人の尊厳性の確保等により、老人本人の生活の質の大幅な向上を図ることが可能になる。これに加えて家族の負担軽減や老人医療費の外、社会福祉に要する経費等負担の軽減も期待することができる。（厚生省大臣官房老人保健福祉部老人保健課［一九八九］三〜四ページ。傍点は引用者）

「寝たきり老人」を論じた冒頭部分の記述だが、このように「起こすこと」は本人にとっての「望ましさ」のみならず、家族や社会の「負担」の軽減という財政的効率性を同時に達成するものとして肯定的に語られている[2]。

また、この報告書ではわが国で初めて過去の調査結果をもとに「寝たきり（老人）」を本格的に調査・分析した結果も掲載された[3]。その特徴は、「寝たきり」を「食事」や「入浴」といった「日

表３－１　「在宅及び施設で寝たきり状態にある老人比率の国際比較」と題された表

（％）

調　査　年	日本 1987	デンマーク（ホルベック市）1989	イギリス（全国）	スウェーデン（全国）	アメリカ（全国）
在宅居住者（65歳以上）を100として	(1)	(2)	(3)		
・家にこもりきり（House-bound）ただし常に寝たきり（Bed-bound）を含む	4.1	―	8.0	不明	不明
・常に寝たきり（Bed-bound）	0.6	0.1	0.2		
長期ケア施設入所者（65歳以上）を100として	(6)	(2)		(4)	(5)
・ベッド上で体を起こせる（Chair-bound）	25.4	―	不明	61.8	40.8
・常に寝たきり（Bed-bound）	33.8	4.5		4.2	6.5
長期ケア施設入所率（65歳以上）	3.7(7)	5.7	不明	6.8	4.6

（資料）　(1)東京調査　(2)ホルベック市調査　(3)General Household Survey　(4)スウェーデン全施設　(5)The National Nursing Home Survey　(6)老人の専門医療を考える会及び東京都調査より推計　(7)長期入院者及び特養入所率

出典：厚生省大臣官房老人保健福祉部老人保健課［1989］22ページ。

表3－2　「日本と欧米の文化的背景の違い」と題された表

	日　　本	欧　　米
社会の人生観	まだ人権観は確立されていない	戦後のノーマライゼーション運動の結果人権観が確立された
自己意識	依存「お世話になります」	自立「自分のことは自分でしたい」
家庭での老人観	古希をあがめる	自立を援助する
長期的ケアの理想的あり方	そっとしておく	できるだけ自立を助ける
住宅環境	畳生活「横にならせて下さい」 車椅子は入りにくい	椅子，ベッド生活「腰をかけさせて下さい」 ベッドは寝るところであり日常的に寝食分離している

出典：厚生省大臣官房老人保健福祉部老人保健課［1989］22ページ。

常生活動作（Activity of Daily Living・以下ＡＤＬ）」に即して明確に定義したうえで、「欧米」との比較を試みようとした点にある（**表3－1**参照）。その結果、在宅および施設での状態では、「常に寝たきり（Bed-bound）」の状態が日本で多いということが示された。

さらに、その違いを「文化的な背景」で説明しているのも特徴的である（**表3－2**参照）。たとえば、「住宅環境」の違いに対しても、「日本」は「人権観」が確立されておらず、「依存『お世話になります』」、他方で「欧米」は「人権観」が確立され「自立『自分のことは自分でしたい』」という「自己意識」を有するといった対比が描かれている。ここでは、

「欧米」の精神史的な優位性を示す言表《げんぴょう》として「自立」という言葉が用いられていることが分かる。

この「自立」概念も、多様な意味でしばしば用いられる言葉である。ここでの文脈で言えば、精神史的な価値のカテゴリーとしてだけではなく、先に触れた「日常生活動作」（ADL）の〈自立／依存〉を弁別するために用いられることもある。たとえば、デンマークの介護の仕組みを見てきた医師の岡本は、次のように日本の制度的な欠陥を批判する。

……「寝たきり老人」問題に象徴されるように、高度の依存状態が何年も長期に続く老人という存在が、社会に大量に存在する時代を迎え、「長期ケア」の発想と社会的備えを用意していなかったわが国は、患者家族も医療関係者も、従来の医療制度や施設では対応できず、大いに狼狽し困惑しているわけである。（岡本［一九九〇］一一〜一二ページ。傍点は引用者）

(2)　仲口ほか［二〇〇七］が、一九九〇年代の「寝たきり老人」をめぐる言説を「公費支出削減」という制度的な傾向との連関で詳細に分析している。なかでも、「寝かせきり」にしない福祉を肯定しながら、「寝たきり」という状態が高齢者にとって望ましくないこと、そして「寝たきり」にさせないほうがコスト面から効率的であること、の二つの主張が混在していたという指摘は重要である。

(3)　その調査結果には、「国勢調査」「国民生活基礎調査」「社会福祉施設調査」「老人の生活と意識の国際比較調査」（総務庁）といった全国調査に加え、大学や東京都老人総合研究所、各自治体による調査結果が含まれている。

もちろん、岡本が言おうとしているのは、「高度の依存状態」をもたらす公的な制度の不備のことである。単にＡＤＬ自立を評価しているわけではない(4)。

とはいえ、こうした身体の状態やその処遇のされ方、国家間の制度の違い、さらには精神史的な価値の優劣について、「自立」や「依存」という言葉で重ねて論じることが、日本における高齢者福祉制度の改変をめぐる議論のなかで定着していくようになる。このあたりについては、第４章で詳しく触れることにする。

ここでいったん、「寝たきり老人」問題についての議論から離れ、同時代の「健康」の意味論形式に視点を移したいと思う。

2 一九八〇年代における「健康」の政策化

民活路線と「健康」

一九七五年、社会保障制度審議会は「今後の老齢化社会に対応すべき社会保障のあり方について（建議）」を提出し、それまでの経済成長をあてにした社会保障の枠組みを改め、低成長を前提とした「高負担」の制度設計が不可欠であることを強調した。ところが、臨調での議論をはじめ、一九七九年に閣議決定された「新経済社会七か年計画」、社会経済国民会議が発表した「社会福祉の新理念―福祉の日常生活化をめざして」（一九八〇年）といった文書では、市場や有償サービスを活用した社会福祉のあり方が、目指すべき新たな方向として強調されるようになった。一九八五年には、社会保障制度審議会が提出した建議「老人福祉のあり方について」が民間企業による公的なサービス提供を明確に打ち出し、同年一一月に厚生省社会局に「シルバーサービス振興指導室」が設置されたのを皮切りに、医療関連ビジネスやスポーツビジネス、民間医療保険に関する研究会が矢継ぎ早に設立された。とりわけ、一九八六年二月に設置された「資産活用検討会」（座長・前川寛）と「高齢化に対応した民間活力の振興に関する研究会」（座長・郡司篤晃）は旧厚生省内で「民活研」と称され、福祉領域における民活の必要性を理論的に補強する前

（4）岡本は、一九九四年のシンポジウムで次のように述べている。「でも、発端が病気やけがでございますから、何となく私どもは寝たきり老人という存在を病人の概念でとらえがちでございます。〔見出し：高齢者の生活は福祉で引き受ける〕しかし、実は、私どもの世界、業界でも『脳卒中性寝たきり』とか、『骨折性寝たきり』なんていうことはいわないわけです。大事なことは、その方が今寝たきりであるということ。動けない、自分で動けない。重い障害を持っている。それが問題の中心課題にあるわけでして、いわば、寝たきり老人は『高齢障害者』だと（中略）基本的には、高齢の障害者の生活を支えていく、寝かせきりにしないようにいろんな生活の工夫をしていく。そういった社会福祉サービスが整備されて、そのうえに医療とか看護がのっていくという形が望ましいわけです」（厚生省大臣官房総務課広報室監修［一九九四］四二～四三ページ）。

表3－3　「国民健康会議」メンバー一覧

井深　大	ソニー株式会社名誉会長
氏原　正治郎	雇用促進事業団雇用職業総合研究所所長
小野　清子	社団法人日本スポーツクラブ協会常務理事
斎藤　茂太	社団法人日本精神病院協会会長
堺屋　太一	作家
高木　敬次郎	社団法人日本薬剤師会会長
中根　千枝	東京大学教授
縫田　曄子	ジャーナリスト
羽田　春免【座長代理】	社団法人日本医師会会長
原田　正二	全国老人クラブ連合会理事
本田　宗一郎【座長】	本田技研工業株式会社最高顧問
水野　肇	医事評論家
宮崎　吉政	政治評論家
山崎　数男	社団法人日本歯科医師会会長
山村　雄一	大阪大学学長
由美　かおる	女優

出典：新福祉政策研究会編［1987］273ページ。

線として位置づけられていた。

「健康」をめぐる新たな政策立案が動き出すのは、まさにそうした背景においてである。一九八四年、旧厚生省は渡部恒三厚生大臣の私的懇談会「国民健康会議」を発足させた。医療関係者に加えて、企業や大学関係者、ジャーナリストや評論家、芸能人など、メンバーは全員民間から登用されている（**表3－3**参照）。

同会議が提出した報告書「これからの健康意識と社会のあり方」を見ていこう。まずここでは、「高齢化に対応した、明るい活力ある社会のあり方を考えていくうえで、最も重要なことは、長い人生をいかに健康に生活できるかということ」であり、「高齢になっても元気で生き生きと暮らしているならば、積極的に、参加、貢献していくことができ、社会の活力は一段と高まるに違いない」と述べられている。さらに、健康観それ自体も「時代や社会環境によって変わっていく」ものとされている。

少し長くなるが、集中的に「健康」を論じている箇所を引用しておこう。

新しい時代の健康観は（中略）健康を生理的な面からのみとらえるのではなく、「人生に対する意欲を高揚するのが健康への途」と考え、例えば、どこかに慢性的に若干の兆候があっても、意欲を持って充実した生活を送ることができれば健康に生きることができるというように、健康を広くとらえることである。このような考え方は、高齢者を健康の側に組み入れ、社会や家庭での役割を重視することにつながる。戦後は、生産技術、生活様式の激変と高度経済成長の中で、蓄積された技能や資産の意味が低下したこともあり、高齢者の役割と能力が過少に評価されるきらいがあった。しかし、これからは、社会の継続性の拡大と都市居住の安定化によって、豊かな経験を持つ高齢者の社会や家庭での機能が重視される素地が高まるであろう。（新福祉政策研究会編［一九八七］一二六二ページ。傍点は引用者）

ポイントを二つ指摘したい。

一つに、ここでは「健康」はもはや病理学（生理学）的に定義されるものでも、生活や消費にまつわる課題に取り組むうえでのかけ金にもなっていない。「病気と共生する健康」とも記されているように、「健康」は疾病と対立する概念ではなく、諸個人が「意欲」や「生きがい」をもって充実した生活を送ることという、功利的な主体とその活動の関数として語られ、追求される何かとして位置づけられている。

ちなみに、「生きがい」と「健康」を結び付けた語りが、それまでまったく存在しなかったわけではない。たとえば、『健康哲学のすすめ――人間にとって健康とはなにか』（有斐閣、一九七五年）という書物に、保健学者で医師の秋山房雄が寄せた「生きがいと健康」という論稿がある。(5)

そのなかで秋山は、「生きがい」に関する読売新聞の調査結果から論を起こしている。調査の形式は、「生きがい」にあたると想定された複数の項目のなかから、回答者が当てはまると感じる順に二つを選択して回答するというもので、結果は「家庭」、「子供」、「仕事（勉強）」が上位を占めている。(6)

ここから秋山は、「生きがいを味わうために健康が不可欠で」あり、「健康は、生きがいを感ずるための、もっとも基礎的なしたがって重要条件」という結論を導いている（秋山［一九七五］二四八～二四九ページ）。そして「健康」は、「老人」の慢性疾患やそれにともなう「寝たきり」、そして動脈硬化や脳器質性疾患を原因とする「頭のボケ」がない状態として語られている。つまりここでは、疾病や「痴呆」のない状態が「健康」であり、それは「生きがい」を達成する条件として位置づけられていたのである。(7)

このように、「生きがい」の意味論も「家庭」や「子供」、「仕事（勉強）」といった家族内役割の円滑な遂行から、「意欲」や「充実」といった主観的観点を重視する形式へと変化し、これとともに「健康」についてもネガティヴな形式から「生きがい」とほぼ同義に語られるものへと移行していることが分かる。同じ言葉が使われていても、その位置価が異なっている点に注意が必要となる。

---

(5)（一九一二～二〇〇五）山梨県生まれ。医学博士、保健学者。著作に『生活と医学』（南山堂、一九七五年）、『生活の保健学』（杏林書院、一九八二年）などがある。

(6)「家庭」、「子供」、「仕事（勉強）」、「地位・名誉」、「かね」、「レジャー」、「異性」、「社会活動」、「平凡に暮らす」、「わからない・無答」の計一〇個の項目が用意されている（秋山［一九七五］二四七ページ）。

(7)『生きがいの創造』（ＰＨＰ研究所、一九七二年）に「幸福への条件――健康と生きがい」と題して、心身医学の専門家である池見酉次郎が寄稿している。心療内科の草分けとして知られる池見は、「病的な適応のあり方や心ぐせを、自己分析や内観によって自覚し、なるべく健康な適応のあり方を学び取り、体得してゆくことが、健康と幸福を実現するための、基本的な条件となるわけである」と述べる（池見［一九七二］一八二ページ）。「健康な適応」のあり方は、心身の「調和」として語られはするが、ここでも「病気をしない生活のあり方の基本」を身に付けておくことが「生涯を実り多いものにするために、何よりも大切な条件」だとされている（前掲書、一五九ページ）。

再び報告書の中身に話を戻そう。このなかで「健康」は「高齢者」とのかかわりで語られているが、その際に強調されているのが社会や「家庭」に対する「高齢者」の積極的な「役割」と「機能」である。これが二つ目のポイントである。

では、こうした方針のもとでどのような事業が展開されていったのだろうか。この報告書が提出されたあと、旧厚生省はすぐさま「高齢化に対応した新しい民間活力の振興に関する研究会」（一九八六年二月）を発足させた。そして、「シルバー産業」と「健康産業」の振興に関する研究報告書（「シルバー産業の振興に関する研究報告書」・「健康産業の振興に関する報告書」ともに同年六月）を矢継ぎ早に提出させている（**表3－4**参照）。

前者は、「高齢者」の多様な「ニード」が民間企業の創意工夫のもとで満たされることが望ましいということ、そして購買力を増してきた「高齢者」が内需拡大による経済成長にとって不可欠な存在であることを論じ、シルバー産業振興の必要性を説いている。

他方、後者は、国民の健康を脅かす「成人病」が成立する「危険因子（risk factor）が個人の素質や生活様式の中にある」こと、そして労働形態や生活環境の変化のなかで運動不足や精神的なストレスが高まっており、休日を「運動不足を解消し、精神的な疲労を回復させて新たな活力をリクリエートするための時間」にあてることの重要性を述べている。ここでもまた、「画一的に公的機関が行うサービス」ではなく、個別的な「健康ニーズ」に対する民間企業の創意工夫が

表３－４　「高齢化に対応した新しい民間活力の振興に関する研究会」メンバー一覧

氏　　名	所　　属
座長	
郡司　篤晃	東京大学医学部保健学科教授
副座長	
堀　勝洋	社会保障研究所調査部長
〈シルバー産業分科会〉	
主任	
山田　正	ウェルネス代表取締役社長
副主任	
大久保　正機	富士銀行業務開発部次長
浅生　力	三井銀行業務推進役
磯田　稔	三井業際研究所主席研究員
近藤　薫	東レマーケティング開発センター主任部員
真鍋　陽太郎	住友銀行業務開発部次長
中野　剛宣	インターボイス取締役企画制作部長
古井　道郎	電通ラジオテレビ局業務推進一部参事
堀　勝洋	社会保障研究所調査部長
本田　郁雄	三菱商事情報電子機械部主事
望月　一美	(財)NHK サービスセンター広報事業部次長
〈健康産業分科会〉	
主任	
郡司　篤晃	東京大学医学部保健学科教授
副主任	
古井　道郎	電通ラジオテレビ局業務推進一部参事
明里　一平	(社)経済団体連合会広報部
金森　蔆治	三井物産業務部長代理
鈴木　辰之助	健康保険組合連合会保健医療部長
砂川　福七郎	(社)ソフト化経済センター事務局長
竹沢　利器雄	三和銀行業務開発部次長
玉利　齊	(財)スポーツ会館理事長
中野　剛宣	インターボイス取締役企画制作部長
本田　郁雄	三菱商事情報電子機械部主事

出典：新福祉政策研究会編［1987］145ページ。

適切であるとされている。具体的な領域として挙がっているのは、健康施設、健康機器、健康温泉、健康食品、健康情報の五つの産業だ。

つまり、ここで焦点になっているのは、「高齢者」の「ニーズ」をきちんと把握し、それをいかに民間企業を含む多様な主体が充足させるか、またその仕組みを行政がどのように整備するかという課題であった。同時にこれらが「内需拡大を基調とする安定成長」という経済（外交）政策上の文脈に位置づけられていたこともあわせて指摘しておきたい（新福祉政策研究会編［一九八七］一四三ページ）。

同じ時期、他の省庁も「健康」に関連した調査研究や組織を続々と立ち上げていった。一九八八年、旧大蔵省（現・財務省）所管の財団法人「日本システム開発研究所」（当時の理事長は、大蔵官僚ＯＢで政治家の相沢英之）は、「二一世紀を目指したスポーツ・健康づくり活動に関する調査研究」を開始した。二年後に取りまとめられた報告書は、以下の六つをわが国の課題として指摘している。

❶スポーツ・スポーツ的健康づくり活動における自律精神の醸成。
❷活動の場や環境の整備。
❸ソフトインフラの整備。
❹人材の育成、研修。

❺トータル・ヘルスケア・システムの確立。
❻プロモーションシステムの確立。

そのほか、スポーツに関連が深いものとして旧通商産業省が中心となって設置された「スポーツ産業研究会」(一九八九年一〇月設置)が挙げられる。日本興業銀行代表取締役会長である中村金夫を座長に置き、研究会委員には民間企業、大学教員、大手メディア、広告代理店のほか、通産省所管の財団法人からメンバーを得ている(8)。「スポーツビジョン21」と題された報告書は、「今後のスポーツは、従来の『教育・訓練・競技』を主眼とするものから、『楽しみ・ヘルス・コミュニケーション・クリエーション』を重視した文化的な性格を主眼とするものへと移行していくと考えられる」という見通しを示したうえで、その振興の基本方針については「民間活力」を活用しつつ、複合的なサービス産業としての「スポーツマネジメント」を確立すべきだとしている(通商産業省産業政策局編［一九九〇］参照)。また、「健康で快適な住宅の必要性、要件、設計計画法」を示すことを目的に、建設省が「健

(8) 社団法人スポーツ産業団体連合会理事長の鬼塚喜八郎、社会法人リゾートクラブ協会会長の中田修(株式会社・ダイヤモンドリゾート代表取締役社長)、社団法人日本フィットネス産業協会会長の野田信一が名を連ねている。

康で快適な住宅研究会」（一九八八年〜）を設立した。ここでは、民間企業の技師も参画して「健康住宅のためのチェックリスト」が作成されている。体力つくり国民会議事務局を置く総務庁青少年対策本部にも「国民の健康・体力つくりに関する研究会」（座長は粂野豊）が設置され、政策を中心とした文献研究の成果が書籍化された（体力つくり国民会議事務局総務庁青少年対策本部編［一九九〇］参照）。

これらの研究会では海外視察を含む数々の調査が実施され、各組織がその結果を相互に参照しあうことによって、新しい研究課題や政策立案の提言が生み出されていった。各省庁はその成果を活用（時には誘導）し、独自に施策化する道を探っていたのである。

「健康」を調べることとその変化

こうした動きに先んじて、「健康」をめぐる調査のあり方も変化していた。ここでは、「健康」に関連した「意識」や「世論」の調査を、単に社会を映す透明な手段としてではなく、それ自体で経験的な世界の一部を構成する実践としてとらえたい。つまり、調査で用いられる問いや項目には、作成する時点でのさまざまな前提が入り込み、さらにその結果は社会の可視性に遂行的に跳ね返っていくということである。この点をふまえ、ここでは主として行政が実施する「保健衛生基礎調査」や、その他の調査を中心に変化を見ていくことにする。

まず、昭和三八年度（一九六三年）に厚生省が実施した「保健衛生基礎調査」では、住宅環境およびその設備の衛生状況に関する質問項目が並び、その次に「食事、薬など」が訊ねられている。そこにある「お宅では、健康を保つため、あるいは健康増進のため、どなたか薬を飲んでいる人がいますか」という問いは、「健康（増進）」に「服薬」という行為が結び付けられていることを示している。そのあとには、一年間における「健康診断」の受診歴、血圧測定実施の有無、保健所の利用の有無に関する設問が続く。

昭和四〇年度（一九六五年）に旧総理府が実施した「国民の健康・体力に関する世論調査」では、自分の「健康や体力を今より増進したいと思って」いるか否かという問いに加えて、「健康や体力を増進するため」に普段から実行していることの有無が訊かれている。ただ、これも先と同様、「健康」のための特定の行動があらかじめ設定され、そのうえで選択するような設問になっている（睡眠、栄養［節食］、薬［栄養剤］、体操、歩く運動、スポーツ）。加えて、特定の物的環境に左右される活動（スポーツやレクリエーション）に取り組むための諸条件や、「健康」や体力を増進するうえでの政府への要望が自由回答の形で訊ねられている。

初めて「健康観」がテーマとして設定されたのが、昭和四五年度（一九七〇年）の「保健衛生基礎調査」である。問１は「あなたは、ふだん健康についてお考えになることがありますか」と、「健康」について考えているか否かという意識のもち方を訊いている。そのあとには、「あなたは、身近なことで一番関心をもっているのは、どんなことですか」（問5）という、かなり漠然とした問いに対して、「健康」、「仕事や学業」、「家庭や、こども」、「収入」、「住宅」、「レジャー」、「その他」のなかから一つを回答するという設問もある。

さらに、「健康」がなぜ大事なのか（質問6）、「健康」とはどういう状態だと考えるか（質問7）、「健康」のためになにかしていることがあるか（質問12）といった設問に見られるように、回答者自身の「健康」に対する考え方や行動が集中的に訊ねられている。逆に、このころから「健康」の内容をあらかじめ設定するような設問は減っていく。

「健康意識」をテーマとした昭和五〇年度（一九七五年）の「保健衛生基礎調査」では、初めて「健康度自己評価」が登場した。自分の「健康状態」に対する主観的な評価「あなたは、ご自分で健康だとお思いですか」（質問5）を組み込んだという点で大きな変化である。また、健康診断の受診の有無に関する項目は従来も存在していたが、この年からは「がん」に絞った設問が登場している（質問7）。

さらに、経験した「病気」の程度とその際の受療行動との関連性も訊ねられている（問8）。これらはいずれも新しい項目であるが、その一方、一九七〇年の調査にあった「健康」という状態そのものに対する考え方への質問は消え、「健康」が大事であることの理由だけが問われている。つまり、ここでは「健康」が大事であることはすでに前提にされていることが分かる。

「健康」をテーマにした昭和五五年度（一九八〇年）の「保健衛生基礎調査」では、国民の「健康」の状況とそれに「深くかかわり合う日常生活の実態」に加え、再び「健康増進のための行政に対する要望」が調査目的に掲げられた（質問9）。選択肢には、健康診断の受診、食生活・栄養指導、健康相談といった専門家への相談体制の充実や、スポーツおよび趣味を行いやすくすること、そのほかには「生活環境を快適にする」といった漠然としたものや、労働条件や労働環境の改善が置かれ、そこから回答する形になっている。

また、一九八〇年代に入ると、行政も「健康産業」の調査を実施するようになる。(9) たとえば、

(9)　中小企業庁小規模企画部サービス業振興室による『健康志向型サービス――アスレ・ヘルスクラブの経営実態と今後の展望』（一九八五年）、経済企画庁国民生活局消費者行政第一課『「健康食品」の販売等に関する総合実態調査』（一九八四年）、内閣総理大臣官房広報室『健康と食品に関する世論調査』（一九八五年）のほか、総理府内閣総理大臣官房広報室『健康づくりに関する世論調査』（一九八九年）、財団法人健康・体力づくり事業財団による『健康づくりに関する意識調査報告書』（一九八五年および一九九〇年）、『健康情報調査報告書』（一九八九年～）、財団法人年金制度研究開発基金による『中高年者の健康に関する調査』（一九八五年）、特殊法人日本体育・学校健康センター（現・独立行政法人日本スポーツ振興センター）による『健康に関する調査報告書――スポーツ愛好者二〇〇〇人に聞く』（一九八八年）、財団法人生命保険文化センターによる『健康と医療に関する調査』（一九八九年）がある。ちなみに、健康・体力づくり事業財団による調査は大手広告代理店の「電通」が調査機関に請け負っており、民間企業と政府系機関の協力も見て取ることができる。

一九八四年に中小企業庁小規模企画部サービス業振興室によって「アスレ・ヘルスクラブ」の経営実態調査が、「健康食品」については経済企画庁の「『健康食品』の販売等に関する総合実態調査」（一九八四年）、内閣総理大臣官房広報室による「健康と食品に関する世論調査」（一九八五年）において相次いで実施された。

こうしたなか、「健康」をめぐる質問や回答形式も変化する。たとえば、一九八五年の「健康づくりに関する意識調査報告書」では、まず「健康に気をつけているか」という「健康指向」が訊かれ、その指向が「健康行動」に結び付いているか、結び付いているとすればどのような行動かが直接訊ねられている。さらに、そうした「行動（内容）」をするようになった理由（意識したもの）ときっかけ」も設問に挙がっている。[10]

一九八九年の「健康づくりに関する世論調査」でも、「健康づくり」に関連する行動の動機づけと、その情報源が訊ねられている。さらに、「健康に対する考え方」を「健康」という価値の〈目的／手段〉の二択から、あるいは「健康づくりに対する考え方」を〈自分での予防／医師の治療〉という二択から選択させる質問が初めて登場した。

このように、一九八〇年代に入ってからの調査では、「健康」に関する個人の意識や行動およびその動機づけを探ることが基調になっている。また、そうした動機をめぐる合理性（目的／手段関係）や、「健康」に関与すべき主体のあり方（自己／医師）も訊かれている。

もちろん、一九七〇年代以前の調査でも「健康」にまつわる具体的な「行動」は訊ねられていた。しかし、心理的な動機づけや情報源、さらに「健康」に対する「個人的な考え方」にまで関心が向くのは、明らかに一九八〇年代に入ってからの特徴だと言える。

つまり、このときから「健康」の意味内容は訊ねる側があらかじめ想定するものではなく、回答する個人の側の意識や行動、そしてその根幹にある動機づけ（とりわけ強調されるのは「不安」）や情報といった観点から解明されるべき厚みを帯びるようになる。「健康」の意味論の形式が「疾病の存否」とそれにまつわるリスクの除去という枠組みのもとにある間は、そうした問い掛け自体が登場しなかった。それは、「健康」への要望や「ニーズ」を抱き、情報を取り込み、そのうえで自ら選択的に行動するという主体の形象が想定されて初めて可能になったのである。そして、その結果もまた、遂行的に「健康」のポジティヴなあり方を根拠づけるとともに、より

(10) 平成二年度の調査報告書における「調査の目的」では、「今後の健康づくり施策を効果的に推進していくためには、健康づくりの実態を把握するとともに、その背景要因として、意識、意欲、行動変容などを促したり阻害したりする要因を明確にしていく行動科学的な分析とともに、行動変容がしやすい基盤整備のあり方を含めた健康情報を蓄積していくことが不可欠である」という認識が明確に示されている（健康・体力づくり事業財団［一九九〇］一ページ）。いわゆる行動科学的なリスクファクター除去の戦略は、一次予防重視の健康増進政策が前景化してくる二〇〇〇年代に注目されるようになるが、実際の調査研究では一九八〇年代から導入されていたようである。

詳細な調査の下地をなしていくことになる。

地域振興、都市経営

再び「健康」の政策化に話を戻すと、それは地域振興策という文脈でもしばしば用いられた[11]。一九八六年、旧建設省は第四次都市公園等整備五箇年計画と並行して、「健康運動公園（グリーンフィットネスパーク）」事業や「拠点公園（ウェルネスパーク）」事業といった施設整備に乗り出した[12]。また、自治省も「ふるさとづくり特別対策事業」のなかに「スポーツ振興・健康づくりプロジェクト」の項目を設けて、「健康づくり」のための施設建設を後押しした。〈月刊政府資料〉（二六九号、一九八八年八月号）に、以下のようなプロジェクトが記載されている。

❶「スポーツ・アルカディア・プロジェクト」と称した、山形県でのスポーツ施設整備事業。

❷「北信地域文化とスポーツの里づくりプロジェクト」と称した、長野県白馬村のスキージャンプ台建設（のちに、オリンピック施設として活用）。

❸兵庫県の砥峰高原での「健康福祉の里整備事業」。

さらに旧厚生省は、「ふるさと21　健康長寿のまち構想」と題して、有料老人ホーム、在宅介護サービスセンター、健康増進施設、総合福祉センターの民間事業者による建設に税制上の優遇措置や融資を行うことを一九八九年に決定した。[13] そのほか、旧社会保険庁の「厚生年金健康福祉センター（サンピア）」建設事業のほかリゾート法関連施設類も含めると、この時期に「健康」や「生きがい」、「ゆとり」といった名目を用いた巨額の施設建設が次々に計画・実施されていった。

またこのとき、「健康」に関連する複数の指導者資格養成制度も創設されている。厚生省（および認定法人である「健康・体力づくり事業財団」）が認定する「健康運動指導士」・「健康運動実践指導者」は、それぞれ一九八八年、一九八九年に開始された。さらに、この資格認定事業は施設建設事業とも関連していた（体力つくり国民会議事務局総務庁青少年対策本部編［一九九〇］

(11)　以下のデータは、日本システム開発研究所編［一九九一］および体力つくり国民会議事務局総務庁青少年対策本部編［一九九〇］をもとに記している。

(12)　一九九〇年の実績値では、前者が六九か所を整備、後者については一〇か所が整備予定となっている。

(13)　この融資制度は、いわゆる「ＮＴＴ無利子融資」のことであり、日本開発銀行がＮＴＴ株の売却収入の余裕金を活用して、社会資本整備や地域活性化に寄与する公共性の高い事業に対し無利子融資を行うために創設されたものである（一九八七年度開始）。一九八九年から、この支援対象事業として「ふるさと21　健康長寿のまち構想」の民間事業が追加された。当時の大臣官房老人保健福祉部シルバーサービス振興指導室長の星野順は、法案提出を準備しているタイミングでは、イメージとしては民活法とかリゾート法に近いと述べている。その意味で、明らかに厚生省版の民活振興策であったと言える（シルバーサービス振興会編［一九八九］五〇ページ）。

図3－3　アクティブ80ヘルスプラン

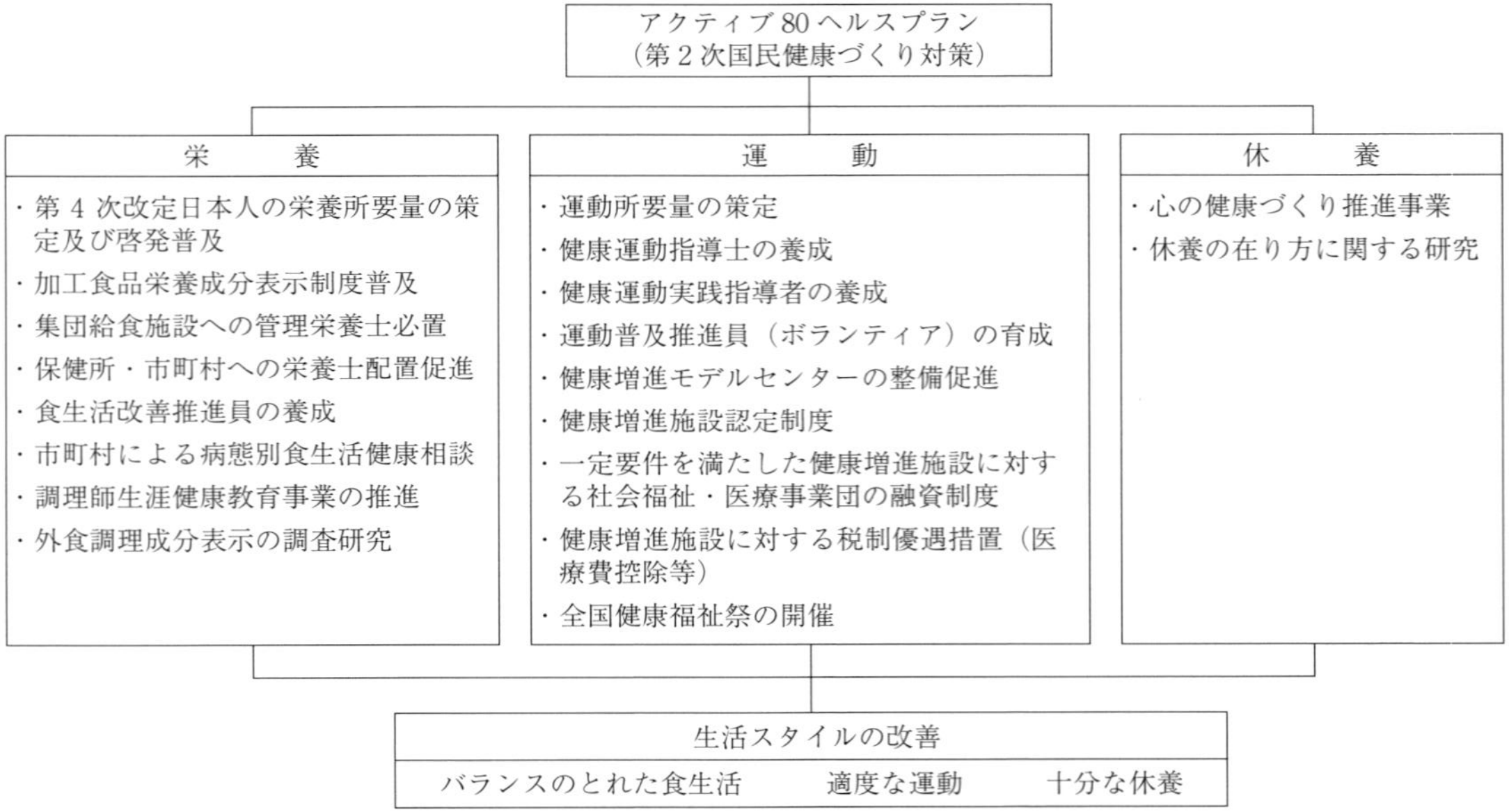

出典：体力つくり国民会議事務局総務庁青少年対策本部編［1990］より筆者作成。

二六七〜二七一ページ）。というのも、旧厚生省が進める「健康増進施設」認定事業では、施設の認定要件に「運動プログラムの提供を行う者の氏名、履歴及び保有する資格並びに勤務状況を記載した書類」の提出が義務づけられていたのである。ちなみにこれは、当時の「第二次国民健康つくり運動（アクティブ80ヘルスプラン）」の一環として進められたものである[14]（**図3－3**参照）。

ところが、旧文部省が一九八九年度から「スポーツプログラマー」資格付与制度を開始し、旧労働省もトータル・ヘルス・プロモーション施策の一環として、中央労働災害防止協会とともに「ヘルスケア・トレーナー」および「ヘルスケア・リーダー」育成事業に乗り出していた。「健康」をめぐる指導者資格の要請・認定制度は、決してある一貫性のもとに行われていたわけではなかったのである[15]。

(14)　「健康増進施設」とは「アスレヘルスクラブ、クアハウス等のうち、一定の設備を有し、医療機関との提携関係をベースに健康運動指導士等による指導がおこなわれることなどにより、国民の健康増進に資する施設」であり、一定の条件を満たした場合に厚生大臣が認定を行う（厚生省編［一九九二］一一二ページ）。

(15)　一九九〇年一一月に開催された「スポーツ指導者の資質向上に関する国際シンポジウム」（鹿屋体育大学・文部省主催、朝日新聞社など後援）でも、すでに縦割り行政の中で類似の資格が乱立していることが問題として議論されている（〈朝日新聞〉一九九〇年一一月二四日付）。

さらに、「高齢者」の「生きがい」や「健康」への寄与を謳う公益法人も続々と設立された。「財団法人シニアプラン開発機構」（一九八七年）、「ふるさと21　健康長寿のまち構想」にも関与した「社団法人シルバーサービス振興会」（一九八九年）、「老人福祉開発センター」（一九七四年創設）を発展的に解消させた「財団法人長寿社会開発センター」（一九八九年、以下「センター」と略記）、「財団法人健康・生きがい開発財団」（一九九一年）、「社団法人日本セカンドライフ協会（ＪＡＳＳくらぶ）」（一九九二年）といった組織がそれにあたる。

その中心的な存在だったのが「センター」である。その設立の目的は「高齢者の社会活動について国民の啓発」、「高齢者のスポーツ活動、健康づくり活動及び地域活動等を推進するための組織づくり」、「高齢者の社会活動（ボランティア活動等）の振興のための指導者育成事業の推進」を担うことにあった（日本リサーチ総合研究所［一九九二］参照）。なかでも、とくに重視されていたのが「全国健康福祉祭」（以下、通称の「ねんりんピック」と表記）の開催運営事業である。すでに触れた「健康産業の振興に関する研究報告書」でも、「健康産業界が一体となり、『健康万博』を開催」して「健康産業」を振興することが推奨されていたように（新福祉政策研究会編［一九八七］一五七ページ）、旧厚生省は創設五〇周年を記念するものとしてこの事業の準備を進めていた。そこに、兵庫県が開催誘致を働き掛けた結果、第一回大会の兵庫県での開催が決定したのである。

第一回大会は、旧厚生省、兵庫県、神戸市、全国健康福祉祭推進協議会（「センター」の前身）の主催で、一九八八年一〇月三〇日から一一月二日にかけて、神戸市、姫路市、西宮市、宝塚市、氷上郡柏原町（現在の丹波市）の各会場で実施された。「自立と交流」という基本理念のもと、「いのち輝く長寿社会」をテーマに、全国から一万四〇〇〇人（延約七万九〇〇〇人）が参加している。「長期化する老後期間をいかに健康で充実して送ることができるか、いかに健やかに老いるかが、個人の人生設計の中で重要な課題となっている」ことが大会の背景として強調され、「長寿社会にふさわしい健康・福祉システムづくりをねらいとして、イベントを通じて国民意識の啓発をより具体的に行う」こととされた。

そもそも一九八〇年代というのは、都市イメージの刷新やインフラ整備を目的として、各都市がこぞって巨大イベントの開催誘致に乗り出していった時代である。その火付け役となったのが、一九八一年に開催された神戸ポートアイランド博覧会（通称「ポートピア'81」）であった。

このイベントは、神戸市須磨区の丘陵地帯を切り崩し、その土砂によって造成されたポートアイランドの竣工を記念して行われたもので、旧来の鉄鋼業中心の都市からファッション性を全面に押し出した都市イメージへの転換を目的に掲げていた。来場者数は一六〇〇万人を超え、生産誘発額は二兆円に迫るとも言われた。

当時の宮崎辰雄市長率いる神戸市は、行政が経済活動の前面に出ていく「都市経営」のフロントランナーであった。そのなかの柱が、ねんりんピックや「コウベグリーンエキスポ'85」などの巨大イベントの開催と、外郭団体や起債制度を積極的に活用したインフラ整備であった。ちなみに、ねんりんピックの会場になった神戸市総合運動公園内の陸上競技場も、一九八五年のユニバーシアード神戸大会開催にあわせて建設されたものである。

旧厚生省内で計画がスタートした一九八六年当時、兵庫県は三田市を中心とした「ひょうご88北摂・丹波の祭典」開催準備に取り掛かっていた。これは近畿自動車道舞鶴線とＪＲ福地山線の複線電化を記念した「二一世紀公園都市博覧会」をメインに据えた複合イベントで、兵庫県はこれにあわせて「地域健康福祉システム」の開発事業を進めていた。

当初、旧厚生省では「全国長寿スポーツ祭」というスポーツ大会をメインに据えた企画が練られていたが、兵庫県は「新しい健康福祉づくり展」や「ひょうご健康福祉祭」といった独自の企画を行っていた。それが最終的にねんりんピックへと合流していくことになったのである（全国健康福祉祭兵庫県実行委員会編［一九八九］参照）。

このように、ねんりんピックは民活推進の国策イベントでありながら、他方でイベント招致を梃子にして開発促進を図る都市経営戦略のなかに組み込まれていた。神戸市が「高齢者」の「健康」をめぐる言葉とモノ／コトが癒合する場に選ばれたということは、まさに当時を象徴する出来事だったのである。

3 充当されるモノ／コト

スポーツする身体と消費の空間

ねんりんピック第一回大会の総合開会式は、神戸ポートアイランドホールで行われた。式典には徳仁親王（現在の皇太子）が来臨し、長嶋茂雄ら著名人が参加するなど盛大に執り行われた。その後、神戸ポートピアホテルに場所を移して「長寿食&ディナーショー」と題した歓迎の催し物が行われている。

こうして幕を開けた第一回大会は、「健康関連イベント」と「福祉・いきがいイベント」という二部構成で、大小さまざまなイベントが開催された。それらを順に見ていこう。

前者のメインは、なんと言っても「スポーツ交流大会」であった。総合開会式では各都道府県・指定都市の「選手」たちが都道府県や指定都市の旗を持って入場するなど、まさに「シルバー国体」（〈日本経済新聞〉一九八八年一一月四日朝刊「社説」）の様相を呈していた。「ふれあいスポーツフェア」という企画では、ペタンクやフライングディスクといった軽易なスポーツの普及・実演も行われた。さらに「健康フェア」では、身長や体重、血圧などを測定する健康度チェックコーナーや、握力や垂直とびを測定する体力測定コーナー、適切な食習慣を身に付けるための情報提供を目的とした食生活コーナーが設けられた。

実際に「高齢者」の「健康」を目指した行政施策のなかで、スポーツをはじめとする身体的な活動は、こうしたイベント以外でも重要な位置を占めていた。

表3－7は、市町村が実施した「高齢者の生きがい健康づくり」事業の分野別実施率と、各分野で実施された種目数の平均を示したものである。このなかで「スポーツ活動事業」（九五・七パーセント）はもっとも実施率が高く、ほとんどの自治体で実施されていた。種目別に見ると、実施率が高い順に「ゲートボール大会」（九六・五パーセント）、「高齢者運動会」（四九・二パーセント）、「グランドゴルフ大会」（二六・八パーセント）となっている。

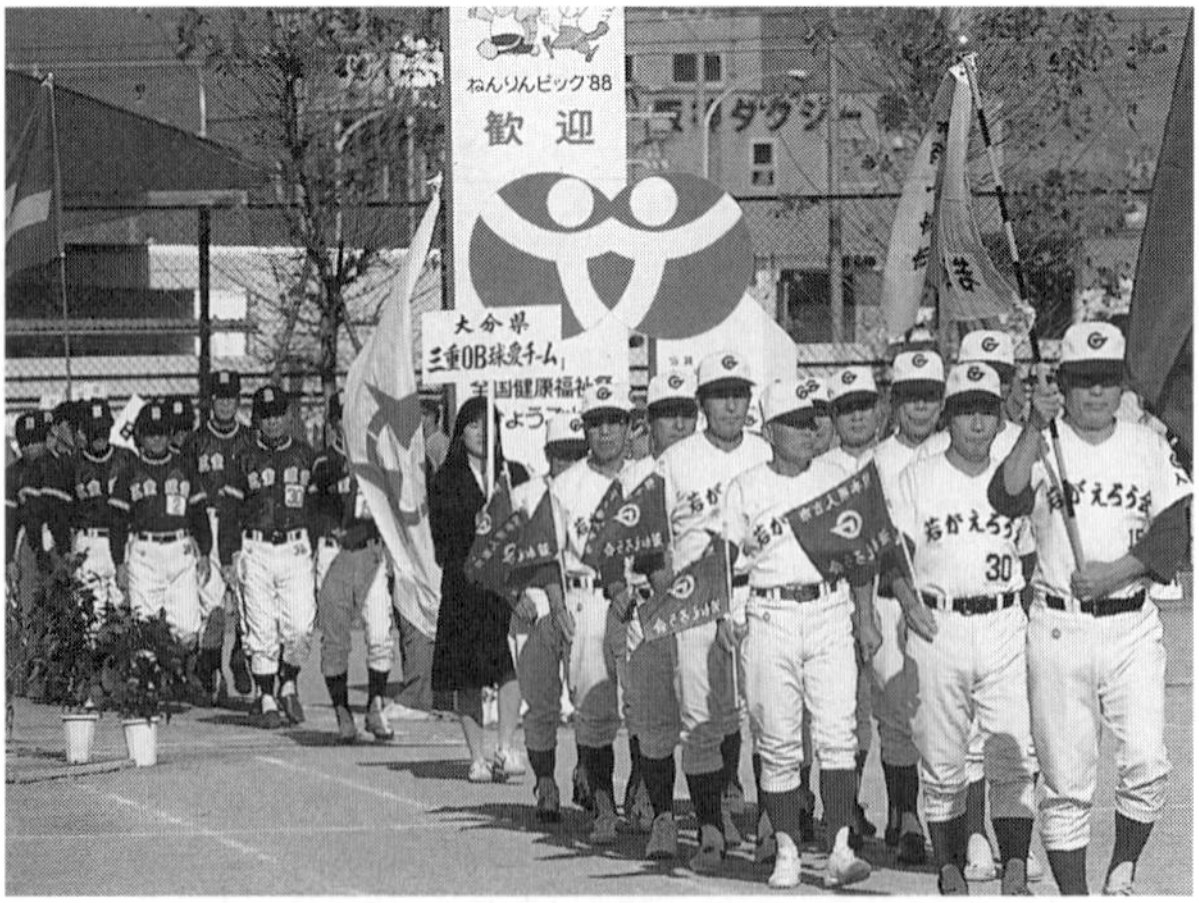

ねんりんピック「ソフトボール交流大会」の様子
出典：全国健康福祉祭兵庫県実行委員会編［1989］51ページ。

表3－5　「全国健康福祉祭推進協議会」役員一覧

役　職	氏　　名	所　　属
会　長	鈴木　永二	日本経営者団体連盟会長
副会長	羽田　春兔	(社)日本医師会会長
	太宰　博邦	(社福)全国社会福祉協議会会長
理　事	石井　好子	評論家・シャンソン歌手
	上山　保彦	(社)生命保険協会会長
	翁　久次郎	(財)厚生団理事長
	川越　宏樹	(社)日本青年会議所会頭
	見坊　和雄	(財)全国老人クラブ連合会常務理事
	五代　利矢子	評論家
	佐々木　喜久治	全国知事会社会文教調査委員会委員長
	玉利　斉	(財)日本健康スポーツ連盟理事長
	樋口　英樹	日本放送協会放送総局経営主幹
	柳瀬　孝吉	(財)健康・体力づくり事業財団理事長
監　事	刈田　嘉彦	(前)日本経済新聞社論説委員
	木村　孜	(財)シルバーサービス振興会常務理事
役員前任者	若原　泰之	(社)生命保険協会会長

出典：全国健康福祉祭兵庫県実行委員会編［1989］383ページ。

表3－6 「全国健康福祉祭推進協議会」構成団体・組織一覧

健康保険組合連合会	(社)経済同友会
厚生年金基金連合会	(社)国民健康保険中央会
全国銀行協会連合会	(社)シルバーサービス振興会
全国市長会	(社)信託協会
全国知事会	(社)生命保険協会
全国町村会	(社)全国社会保険協会連合会
全国民生委員児童委員協議会	(社)日本医師会
日本経営者団体連盟	(社)日本エアロビックフィットネス協会
日本商工会議所	(社)日本栄養士会
日本製薬団体連合会	(社)日本看護協会
日本赤十字社	(社)日本歯科医師会
日本放送協会	(社)日本証券業協会
老人福祉施設協議会	(社)日本食品衛生協会
(財)健康･体力づくり事業財団	(社)日本青年会議所
(財)厚生団	(社)日本損害保険協会
(財)シニアプラン開発機構	(社)日本薬剤師会
(財)全国老人クラブ連合会	(社福)全国社会福祉協議会
(財)日本健康スポーツ連盟	(社福)中央共同募金会
(財)日本食生活協会	
(財)老人福祉開発センター	以上、全38団体

出典：全国健康福祉祭兵庫県実行委員会編［1989］383～384ページ。

表3－7 市町村における「高齢者の生きがい健康づくり」事業の分野別実施率および平均実施種目数

事業分野	実施率（%）	実施種目数（平均）
老人大学	60.9	5.4
生産・創造の事業	53.8	2.4
学ぶ事業	72.2	3.4
スポーツ活動事業	95.7	2.1
レクリエーション活動事業	59.9	1.6
地域活動事業	84.1	2.4
働く機会をつくる事業	56.0	1.0
啓発・普及作業	61.5	1.7

出典：長寿社会開発センター［1992］139ページ。

そのほか、「老人大学」事業内の「野外レクリエーション」、「学ぶ事業」の「踊り・ダンス教室」、さらに「レクリエーション活動事業」といったものまで含めると、運動、スポーツ、野外活動といった身体にまつわる諸活動を盛り込んだ事業が数多く実施されていたことが分かる。(16)

ちなみに、全国社会福祉協議会が一九五一年の設立と同時に開始した「敬老の日・老人福祉週間」運動（当時は「としよりの日」運動）では、その時代ごとにポスターが作成されてきたが、一九九二年版では「つくろう・ふやそう・長寿のよろこび」という標語とともに、初めてスポーツ（テニス）をする「高齢者」の姿が描かれた（全国老人クラブ連合会編［一九九三］参照）。

ねんりんピックに話を戻そう。二つ目の「福祉・いきがい関連イベント」では、介護や「健康」に関連する機器類の展示やブースでの試用が行われた。民間金融機関による資産運用講習会や年金および保険の特別相談、遺産相続や介護をめぐる高齢者総合相談もあわせて開催されている。また、絵画や写真、書の分野の「シルバー作品展」も行われ、各都道府県および指定都市から選出された作品を観るために三〇〇〇人もの人が集まっている。さらに、「シルバー囲碁・将棋大会」のほか、神戸港から翌年の開催県である大分県別府港に向けた「健康長寿交流の船」という

---

(16)「レクリエーション活動事業」の主な種目には「親睦旅行」（七三・五％）、「カラオケ大会」（二六・五％）、「盆踊り大会」（一七・三％）、「花見」（一四・三％）、「花火大会」（七・七％）が含まれている。

11月1日（火）	11月2日（水）	11月3日（祝）	11月4日（金）
	大会フィナーレ （神戸総合運動公園） 9：00～15：30		
（神戸市立中央体育館） 9：30～16：00	9：30～13：00		
（神戸総合運動公園） 9：00～16：00	9：00～12：00		
（しあわせの村：神戸市） 9：00～16：00	9：00～12：00		
（武庫川学院グラウンド・兵庫医科大学グラウンド：西宮市） 9：00～16：00	9：00～13：00		
（姫路市立球技スポーツセンター） 9：00～16：30	8：30～13：20		
・ペタンク交流大会（兵庫県立丹波文化会館：柏原町） 10：00～16：00	8：30～12：15		
	記念マラソン交流大会 （神戸総合運動公園） 9：00～13：45		
（神戸市、姫路市、西宮市、宝塚市、氷上郡柏原町）			
	ふれあいスポーツフェア （神戸総合運動公園） 10：00～13：00		
健康フェア（神戸文化ホール） 12：00～17：00	9：00～14：00		
・全大会（兵庫県立文化体育館） 9：30～12：00			
（兵庫県立文化体育館） 9：00～15：30			
（兵庫県立文化体育館） 9：30～15：30			
9：30～12：30			
9：30～16：30			
9：30～16：30	健康長寿交流の船 （さんふらわあ7／ 訪問先…大分県） 15：30		12:30
第21回全国保健衛生大会（神戸文化ホール、神戸国際会議場） 13：00～16：30	9：20～12：15		

出典：全国健康福祉祭兵庫県実行委員会編［1989］30～31ページ。

図３－４　第１回ねんりんピックの日程およびスケジュール

事業分類	10月29日（土）	10月30日（日）	10月31日（月）
式典等		総合開会式（神戸ポートアイランドホール） 14：30～17：10	
健康関連イベント	スポーツ交流大会・デモンストレーション	ふれあいスポーツフェア（関西電力グラウンド） 10：00～14：00	・卓球交流大会 9：00～17：00 ・テニス交流大会 9：00～16：00 ・軟式庭球交流大会 9：00～16：00 ・ソフトボール交流大会 9：00～16：00 ・ゲートボール交流大会 13：00～15：20 ・ゴルフ交流大会(宝塚ゴルフ倶楽部) 8：00～17：30 健康づくり指導教室
福祉・いきがい関連イベント	シルバー作品展（神戸国際会議場） 9：30～18：00	9：30～18：00 長寿食トーク＆ディナーショー（神戸ポートピアホテル） 18：00～20：00	全国長寿社会すこやかセミナー ・健康分科会（兵庫県立文化体育館） 10：00～15：30 ・福祉分科会（神戸国際会議場） 10：00～15：30 シルバー囲碁大会 9：00～16：00 シルバー将棋大会 9：00～16：30 9：30～18：00 相談コーナー（兵庫県立文化体育館） 9：30～16：30 健康福祉展（兵庫県立文化体育館） 9：30～16：30
協賛イベント	近畿むらおこし物産展（神戸ポートアイランド市民広場） 10：30～17：00	10：00～17：00	10：00～17：00

（注）イベントとして「高齢者健康づくりの集い」が９月10日と11日の二日間にわたって、また協賛イベントとして「はつらつ健康＆福祉フェア」が９月23日から25日の三日間、それぞれ開催されている。場所は、前者が兵庫県総合体育館（西宮市）、後者が神戸ポートアイランドホール（神戸市）。

会場・交通案内

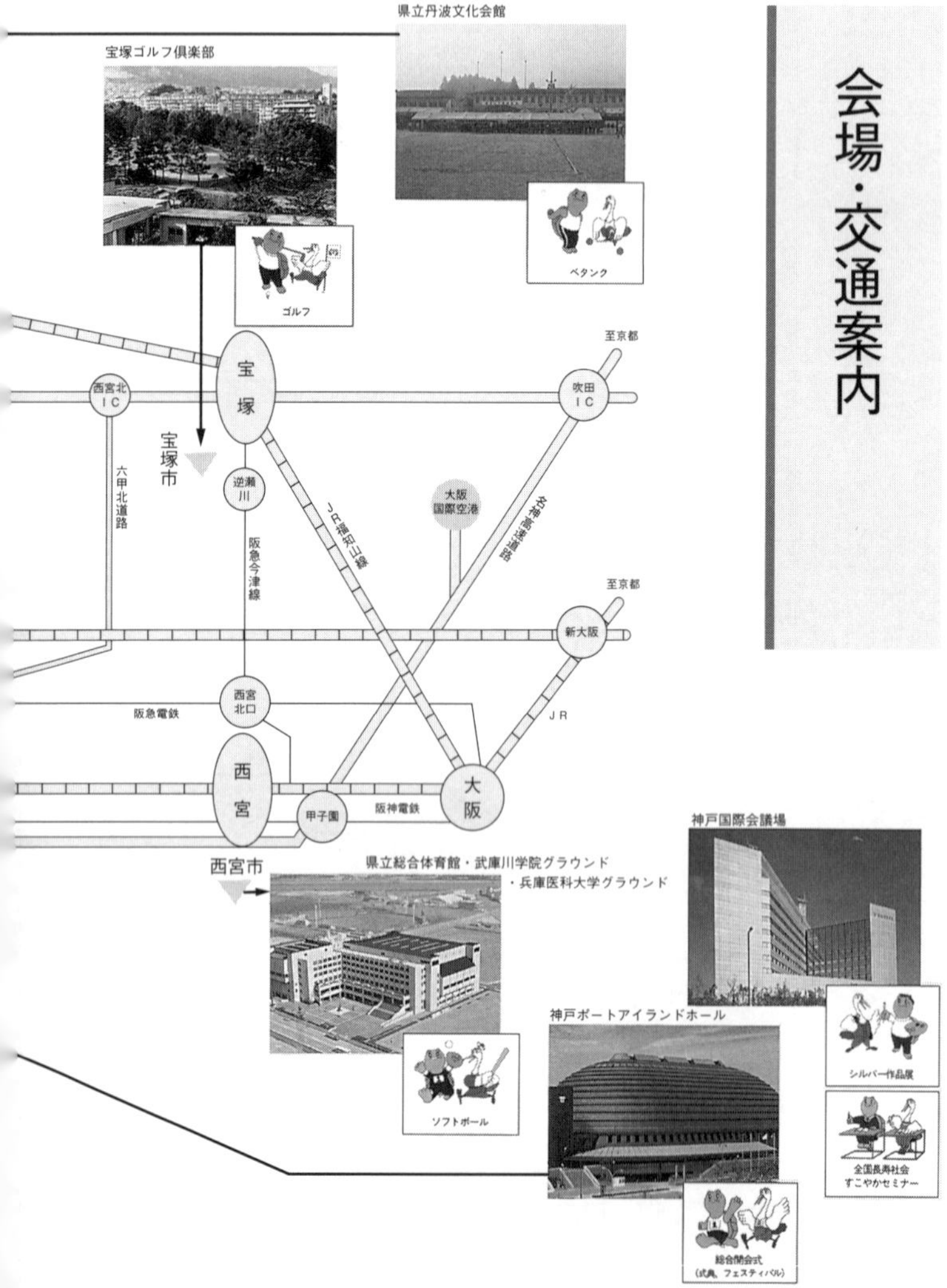

県立丹波文化会館
宝塚ゴルフ倶楽部
ペタンク
ゴルフ
至京都
宝塚
西宮北IC
吹田IC
宝塚市
逆瀬川
六甲北道路
大阪国際空港
名神高速道路
JR福知山線
阪急今津線
至京都
新大阪
西宮北口
阪急電鉄
JR
西宮
甲子園
阪神電鉄
大阪
神戸国際会議場
西宮市
県立総合体育館・武庫川学院グラウンド
・兵庫医科大学グラウンド
神戸ポートアイランドホール
シルバー作品展
全国長寿社会すこやかセミナー
ソフトボール
総合開会式（式典、フェスティバル）

図３－５　第１回ねんりんピックの会場配置

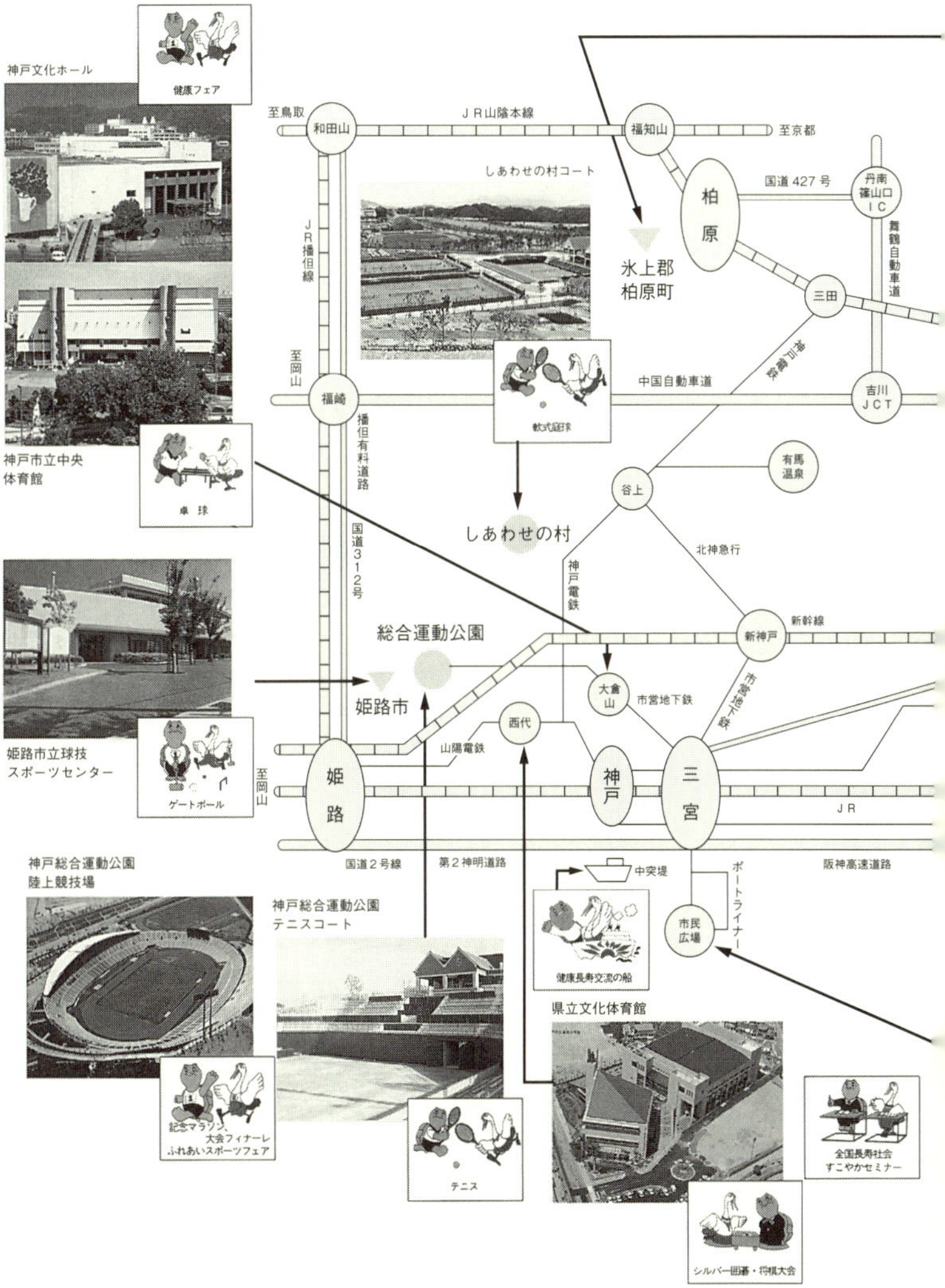

出典：全国健康福祉祭兵庫県実行委員会編［1989］16～17ページ。

企画では、二泊三日の客船での旅の間にお笑い&歌謡ショー、ダンス大会、カラオケ大会、新スポーツ大会、ビンゴゲーム、マジック&お笑いショーなども開催された。このように、いわゆる「趣味」の成果を披露する活動も多く盛り込まれていたのである。

なお、旧厚生省からの指示により、この大会の経費約五億円のうち五割を民間団体によって負担させなければならなかった。そのとき実行委員会で採用されたのが、一業種一社のオフィシャル企業制度である。この仕組みは、一九八五年に開催されたユニバーシアード神戸大会での方法を転用したものだとされているが（全国健康福祉祭兵庫県実行委員会編［一九八九］二〇五～二〇六ページ）、実際にはロサンゼルス五輪の仕組みを真似たものである（宮崎［一九八五］一七六ページ）。

このように、シルバービジネスへの進出機会をうかがっていた産業界には、このイベントは新しいビジネスチャンスをつかむ場であり、参加者にとっては「健康」や福祉に関係するモノや知識が陳列された、まさに消費の空間だったと言える(17)。

年齢にとらわれない生き方（エイジレス・ライフ）

こうした「健康」の政策化には、それまでであれば「私的」であるとされてきた活動や身体のあり方を、行政側が「ニーズ」と意味づけることで積極的に産業として振興しようとする狙いがはっきりと見て取れる。では、こうした事業を通して、いったい何が語られたのだろうか。あるいは、それは誰によって、どのように語られたのだろうか。

結論から述べれば、ここで盛んに語られたのは「年齢にとらわれない生き方」（エイジレス・ライフ）であった。たとえば、ねんりんピック第一回大会では「老年の主張」と「標語」の入選作品の表彰および発表会が行われ、そこでは「高齢者」の代表が自らのそうした生を実体験に即して語る場が設けられた。

最優秀作に選ばれたのは「いのち輝く八十歳」というタイトルで、「老人大学での活動」、「老人クラブ会長として取り組んだ地域活動」、「兵庫県高齢者生きがい創造協会主催の海外旅行」といった内容が盛り込まれた作品であった。触れられている活動の多くは、行政が提供した施策や事業である。

（17）協賛企業は、大塚製薬、東急観光、東京海上火災保険、日本生命保険相互会社、野村証券、アシックス、江崎グリコ、兵庫銀行、伊藤ハム、サンスター、サンラッキー、社団法人兵庫県信用金庫協会、全労済、の一三社で、協力企業は、東邦生命保険相互会社、住友ゴム工業、久保田鉄鋼、ダイエー、灘神戸生活協同組合、ヒガシマル祖冬、宝酒造、日本航空、全日本空輸、ヤマト卓球、日産兵庫グループ、兵庫県オールトヨタ、の一二社であった。その他、広告提供企業が九〇社、寄付金および物品提供企業は一四七社となっている（全国健康福祉祭兵庫県実行委員会編［一九八九］二〇六ページ）。

表3－8　第1回ねんりんピックにおける「『老年の主張』・『標語』入選作品」一覧

『老年の主張』		
作品タイトル	居住地	年齢
[最優秀作] いのち輝く八十歳	兵庫県明石市	81
[優秀作] 老後はハツラツと生きましょう！	高知県高知市	60
[優秀作] さくらの香り	愛知県額田郡額田町	62
[以下、佳作] 高齢化社会の先兵になりたい	青森県八戸市	68
清々しく生きて	大阪府大阪市	72
てほどき	東京都杉並区	71
「わしらで居場所を作ろう」会の提唱	福岡県太宰府市	70
通過点	東京都三鷹市	60
二つの生きがい	福岡県大牟田市	63
『標語』		
標語作品	居住地	年齢
[最優秀作] ねんりんと　共に輝け　身と心	長崎県南高来郡吾妻町	64
[以下、優秀作] いきよ　いかそう　いきがい　いのち	広島県大竹市	70
ねんりんが　いきいき光る　長寿の時代	香川県坂出市	60
きらいだね「もうトシだから」という言葉	愛知県豊田市	61
ふれあいと　自立でつくる　長寿の社会	三重県津市	67
すこやか　にこやか　輝く長寿	福井県福井市	60

出典：全国健康福祉祭兵庫県実行委員会編［1989］291～294ページ。

また優秀作には、英語雑誌の講読を開始したことや、「医師や薬とは無縁の手作りの健康」を獲得するための健康法を考案したことを記した作品が選ばれた。このように、活動の内容にかかわりなく、何かをはじめる、あるいは何かを生み出すという行為の形式に準拠して「年齢にとらわれない生き方」を語る方法も散見される。

旧総務庁も北九州市との共催で一九八八年一一月に「豊かな高齢化社会を考える国民の集い・第一回大会」を開き、「年齢を意識させず、自由でユニークな生き方（エイジレス・ライフ）」を実践している「高齢者」を全国から選抜し、「これからの長寿社会にふさわしい生き方のモデルとして」表彰するセレモニーを企画した。大会前日には、受賞者の一部を招いた特別座談会（テーマは「多様・多彩に生きる」）も開かれている。そのなかで「エイジレス・ライフ」なものとして紹介されたのは、漆《うるし》を用いた塗物技術を復興させる活動、版画教室への参加、大学院入学、卓球、墨絵、コーラス、釣り、洋裁といった活動や出来事であった[18]。

エイジズムに抗して

この「年齢にとらわれない生」の称揚は、「高齢者」に対する差別意識の払拭という文脈でも

---

(18)　雑誌〈エイジング〉の一九九〇年二月号の一九〜四五ページにわたって、その様子が掲載されている。

語られる。たとえば、先に触れた旧総務庁によるイベントの基調講演で、西洋史学者の木村尚三郎[19]が次のように述べている。

> 敬老の日などの、高齢化社会を特集したテレビ番組には、必ずといっていいほど、寝たきり老人や痴呆老人の問題が取り上げられる。しかし、寝たきりや痴呆の老人は、全体の一割にも満たない。大多数は、健康で元気な高齢者なのである。元気な高齢者は見たくないという社会的雰囲気があり、まずこれを払拭する必要があろう。（〈エイジング〉一九九〇年二月号、二〇ページ。傍点は引用者）

「高齢者」の消極的な雰囲気やイメージを払拭するには、「高齢者」自身が積極的に「エイジレス・ライフ」を実践しなければならない――そのために木村が準拠するのは、「できるだけ手足を動かすこと」、「高齢者はできるだけ賑やかな町中に住んだほうが良い」、「高齢者は旅をすべきである」、「おおいに友だちをつくろう」といった、それ自体は他愛もない、個人が選択・判断できる活動や行為の類である。そのほか、一九八八年二月には旧総務庁長官の私的懇談会「新しい中高年の生活文化を考える懇談会」、一九八九年九月には「センター」主催の「高齢者の生きがい健康づくりを考える懇談会」といった場にも木村は招かれ、同じような発言を繰り返している。

高齢者は社会から保護される存在であることばかりが強調され、高齢者のもっている知識や経験、活力といったものが活かされてこなかったのです。（中略）しかし、今や高齢者の大半は、保護される存在であるよりは、社会の重要な構成員として一定の役割を担う存在であるといえます。高齢者が多様なライフパターンを維持し、自立して積極的に生活できること、それをエイジレス・ライフと呼ぶことができるでしょう。（新しい中高年の生活文化を考える懇談会編［一九八八］二〇一〜二〇二ページ。傍点は引用者。同書表紙にも同じ文言が記載）

「寝たきり老人」「痴呆性老人」の問題も確かに大事である。しかしながらその数は、六十五歳以上人口の一割であり、残り九割の人たちが「老人」のレッテルを貼られ、社会的弱者として放置、無視されている現状の方が、はるかに問題は大きく、かつ重い。（長寿社会開発センター［一九九二］一二ページ）

(19)　（一九三〇〜二〇〇六）東京生まれ。西洋史学者。東京大学名誉教授。著作に『ヨーロッパとの対話』（日本経済新聞社、一九七四年）、『美しい「農」の時代——耕す文化の復権』（ダイヤモンド社、一九九八年）など多数。

こうした「高齢者」の表象批判は、社会に対する反省的な言説にも現れる。岩波書店から刊行された『老いの発見』（全五巻）では、第一巻から第三巻にわたり、伊東光晴（理論経済学）、河合隼雄（臨床心理学）、副田義也（社会学）、鶴見俊輔（哲学）、日野原重明（医師）による長編の座談会が収録されている。ここで強調されたのは、壮年中心の近代や生産主義を相対化する視点としての「老い」、そしてそれを契機とした主体の哲学である。第一巻における副田と鶴見の発言を続けて引用しよう。

……私自身としては、六〇年代の後半ぐらいからその必要が見えつ隠れつしていたのですが、老人、あるいは老化の過程にある人の主体性にもっと注目する研究も重要だと思いますね。老人を、社会がおこなう対象の客体としてだけではなく、社会のなかでいきる生活の主体としてとらえる研究がいまあまりに少ない。これはもっとやるべきだ。当然、そうなりますと、老いというものを実学レベルからやや離れて、思想的な課題としてつかまえることも必要になってくると考えております。（前掲書、一八六～一八七ページ。傍点は引用者）

近代が、老人を無視するという価値観をもって、それによって効率の高い文明を作った。その近代が、ヨーロッパからきて、アメリカ、日本にも押し寄せてきたんだけれども、しかし、ものすごい数の老人を作ったのもまた近代なんです。だからその意味で近代のパラドックスがある。私の若い頃「近代の超克」という座談会があって、私はいやな感じをもっているんだけれども、この老人講座というのは、別の意味で「近代の超克」という問題を前に出していると思うんです。それは個人に還元してミクロの領域でいえば、使える時間が十分に残っているときに、使えない自分になっているという、そのパラドックスですね。（前掲書、三〇三～三〇四ページ。傍点は引用者）

また、家族主義的な価値観や女性の従属的な立場に対するフェミニズムからも、一つには介助する「嫁」、いま一つには介助を一方的に受ける「可愛いおばあちゃん」という二重の意味での「女性」をめぐる支配的な制度や表象に問いが投げ掛けられた。さらに、こうした差別意識の撤廃に加えて、「高齢者」の介護や福祉をめぐる公的サービスの拡充を望む声も挙がるようになった[20]。

このように、一九八〇年代において「老い」は思想的・政治的課題の重要なトピックとして議論されていたのである。

「生きがい」と「健康」

こうした反省の言説は、「高齢者」自身の功利的な活動や「シルバー産業」の振興を正当化する議論とも相性がよかった。(21) 多様な生き方は多様な消費行動によってこそ可能になる、といったように、個人の功利的な志向を示す「生きがい」という言表《げんひょう》が「健康」と近接するようになるのは、まさにここにおいてである。

ただ、「高齢者」の「生きがい」対策はこのときからはじまったわけではない。すでに一九六〇年代には、社会教育分野での蓄積があり（馬場［一九八八］三八〜三九ページ）、一九七〇年代初頭には「高齢者」の「生きがい」促進のために「ボランティア活動」を位置づける動きもあった（仁平［二〇一一］二七五〜二七六ページ）。

また、一九八一年の中央教育審議会答申「生涯教育について」では、今後の「高齢者対策」は福祉、医療だけではなく、「高齢者」自身の「経験や能力を社会的に正しく評価し、その積極的な社会参加を期待し、これを支援する必要がある」とされ、「多くの高齢者にとって、自己の経験や知識・能力を生かして社会的に活動することは、大きな生きがいの一つとなろう」と、教育行政の立場から「社会参加」の場を充実させることの必要性が議論されていた。「長寿学園開設事業」や「高齢者の生きがい促進総合事業」といった一九八〇年代の施策も、「社会教育から生涯学習の推進へ」という方針のなかで事業化されたものである。

「高齢者」の「社会参加」を強調する動きは、ボランティアを他者への「贈与」＝「奉仕」から意義づける契機が相対的に低下し、活動者それ自体の「効用」が重視されるようになる一九七〇年代以降に顕著になった。とはいえ、そこには何らかの実践を通した「教育」の意味論が、活動内容の性格を問われなくなりつつあったとはいえ、少なくとも含意されていた（前掲書、二七六ページ）。

一九八〇年代の「健康」をめぐる各種施策では、「効用」を重視する姿勢はさらに徹底される。すでに見てきたように、この時期に「高齢者」が功利的な存在であることはもはや自明であり、

---

(20)「エイジズム」を含む新聞記事を検索すると、「聞蔵Ⅱビジュアル」でもっとも古い記事が一九八六年、次に古い記事が一九八八年、三番目、四番目がともに一九九〇年となっている。「ヨミダス歴史館」では、もっとも古い記事は一九九一年であり、その後、一年に一度位の頻度で用いられるようになる。書籍では、一九九〇年初版のアードマン・パルモアによる“Ageism: Negative and Positive”（邦題『エイジズム――優遇と差別・偏見』）の訳出が一九九五年、雑誌〈ニュー・フェミニズム・レビュー〉（第4巻）が特集「エイジズム――おばあさんの逆襲」を編んだのが一九九二年のことである（樋口編［一九九二］参照）。編集者は「高齢者」の介護問題に「女性」の立場から長くかかわっていった樋口恵子である。

(21) たとえば、菅原眞理子著『ニューシルバーの誕生――高齢化社会とシルバービジネス』（東経選書、一九八九年）では、高齢者に対する認識が現実の高齢者の生活との間に大きなズレがあるとされ、「六〇歳、七〇歳代に多い健康なシルバー高齢者」は、それ以前の高齢者イメージとは、次にように異なるとされる。「現在の高齢者は、①病弱・老衰→健康・一病息災、②貧しい→豊か、③低学歴・無教養→高学歴・向学心、④家族依存→自立志向、⑤消極的・静的→積極的・活動的、⑥農村型→都市型、⑦自営業→引退サラリーマン、⑧変化拒否・過去中心→好奇心・チャレンジ、⑨孤独→社交的、⑩画一的→多様化」（菅原［一九八九］四〇～四一ページ）。

「社会参加」もまた「学習」であるだけでなく、「孤独を解消する」といった点からも正当化されるようになる（前掲書、三三二〜三三五ページ）。

下の写真は、平成二年度版『厚生白書』に「健康、生きがい、社会づくり」という章題とともに掲載された一九九〇年の「ねんりんピックびわこ大会」（テーマ「輝く長寿　あなたとともに」）のときのものだ。このように、「生きがい」や「社会づくり」といった言葉と、スポーツをはじめとする身体的な諸活動と同じ平面上に、「健康」はその新たな位置を得るようになる。

それはもはや、単に商品の差異を示すだけではなく、〈「生きがい」ある生／「生きがい」なき生〉という、個人の望ましい生をめぐる有意味な差異を指示しはじめるようになる。その意

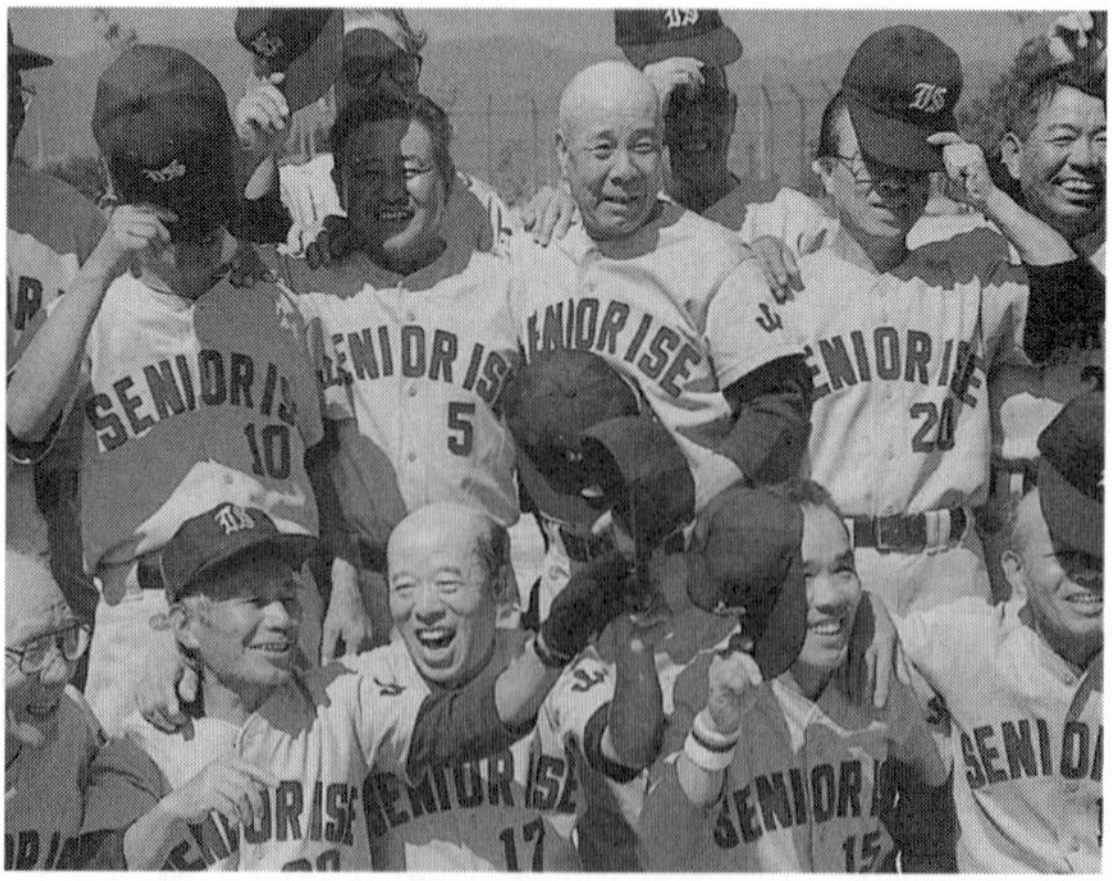

「第１章　健康、生きがい、社会づくり」とソフトボール
出典：厚生省編［1991］64ページ。

味で、ねんりんピックをはじめとした身体にフォーカスしたさまざまなプログラムは、「健康」や「生きがい」といった言表群《げんひょう》を近接させつつ、同時にそれらに充当されるべき諸実践を集約してみせる装置として機能していた。

このように見てくると、「健康」で「生きがい」のある生に向けた政策が、具体的に誰に向けたものだったのかが浮かび上がってくる。もちろん、それは「高齢者」であることにまちがいない。しかし厳密には、一定の経済力を保持してリタイアしていく勤労者とその退職後の望ましい暮らしこそが、「健康」を通して／の周囲で言説化されたことの内実だったと言えるのではないだろうか。

もちろん、この場合の望ましい暮らしとは、積極的な消費行動によって達成されるべきものである。たとえば、「健康・生きがい開発財団」による「健康生きがいづくりアドバイザー」という資格制度で、資格の取得者が「企業内や地方自治体の関連セクション、老人クラブなどの中高年齢者関係団体、スポーツ施設、老人福祉施設、レジャー施設など」といった場で活躍することが想定されていることなどにも、その一端をうかがうことができる（松本［一九九二］五九ページ）。そうした選択の可能性（経済的にしろ、身体的にしろ）をもつ人々のこと、あるいはその状態や可能性が「健康」を通して語られるようになったのである。

「健康ブーム」言説とその変化

では、こうした「健康」の政策化が進むなか、「健康ブーム」言説はどのように変化したのだろうか。最後に、この点を見ていきたい。

再び、雑誌記事から「健康ブーム」に関するまとまったテクストを取り上げることにする。まず、マスメディア批評雑誌である〈創《つくる》〉が一九八六年に「健康・スポーツブームの内幕」という特集を組み、「『不安の時代』の表現としての健康」と題して、小山寿（医事ジャーナリスト）、正木鞆彦（広告プランナー）、津村喬の三人の対談を掲載した。

小山は「〝飽食の時代〟ゆえに逆に満ち足りすぎて不安を感じる」人々がブームへと走っているのではないかとの持論を展開するのに対し、正木は社会の「切実感」や「緊張感」が希薄化するなかで「情報」（広告）を用いたその活性化の必要性を説くなど、ブームをプラグマティックに容認している。

他方、津村は「健康願望そのものがひとつの批判をはらんで」おり、商品としての「健康」には「薬害」や「医療過誤」というものに対する「批判商品」という側面があることを強調している（小山ほか［一九八六］三四〜三五ページ）。

しかし津村は、デパートにまで自然食品が並ぶようになった現状をふまえ、「叛逆商品がいつのまにか〝叛逆の商品化〟になってしまうという回路」が生じていると述べている。そのうえで

「健康ブーム」という現象には、「医療に対する批判意識がありながら、別のものに頼ってしまうという奴隷根性が抜けない」と、「健康」の商品化を批判している（前掲書、四〇ページ）。

外在的な視点で社会を論難する管理社会論からは距離をとり、自主管理の主体たる「消費者」に期待を寄せていたこの評論家も、ここで大衆批判へと舵を切る。最終的に「文化としての健康を継承し伝達していく工作者が育っていく」ことに期待を寄せて、津村は社会評論の舞台を降りた。新左翼の論客として名を馳せたこの人物は、「健康自立」を目指す実践家（太極拳）の道を選びとることで、記号の戯れの外部に出ようとしたのである（津村［一九九九］参照）。

なお、これ以外の特集記事のほとんどは、時流に乗った怪しげなビジネスモデルに関するフリーライターの報告が占めていた[22]。このように、「健康ブーム」やその動因となった「不安」の所在から社会を連想するのではなく、一部の悪徳業者や宗教、そして真偽のほどが怪しい情報を垂れ流すマスコミへの啓蒙的な批判が普及するようになる。

加えて、一九八〇年代の「健康ブーム」言説では、食事や運動、喫煙（禁煙）といった「健康」

(22)　健康関連書籍や雑誌販売の「際どさ」を追った福本博文や沢田祐介といったフリーライターによる記事をはじめ、健康食品、育毛剤、美容・痩身ビジネス、ゴルフや営利スポーツクラブをめぐる過当競争や悪徳商法すれすれの実態報告が掲載されている。雑誌〈公評〉（一九九三年五月号）が組んだ特集記事（タイトルは「健康」）でも、「健康」関連の情報に対するマスコミの精査の不十分さや、宗教まがいの商法に対する批判が記事の大半を占めている。

に関連するとされるモノ／コトに「過剰」に反応する人々とその行動を取り上げ、それをひたすら冷笑するような態度が顕著になる。簡単に言えば、一部の「過剰」な行動をとる消費者とそれを煽るマスコミや悪徳業者の戯れのなかにブームの要因を回収するような見方のことである。

雑誌〈週刊宝石〉（一九八八年八月一〇日号）は、「健康ブームよ、クソ食らえ！　僕たちの不健康主義自慢」と題して、著名人たちが自らの「不健康」な振る舞いを次々と自慢してみせるという特集を組んだ。記事には、「〝健康のためなら死んでもいい〟現象は笑えます」というキャプションが付いている。

具体的なトピックはさまざまだが、概して「健康」を追い求める行動をとったからといって必ずしもそれが達成されるわけではないこと、さらにはマスコミの騒ぎすぎであることが指摘される。そのうえで、「健康」のために何かを我慢する他人を嘲笑しつつ、欲望・快楽に素直な行動をとる自分を肯定するという話法が散見される。たとえば、マスコミに対しては、玉置宏（フリーアナウンサー）が以下のような発言をしている。

「だいたいが、健康ブームっていうのは、マスコミの騒ぎすぎ。それも困ったことに、いい話しかしないから、一般の人が、〝やらなきゃ、時代に乗り遅れる〟と思ってしまう。マスコミに乗せられ、自分に合ったものを拾い出すとか、ちょっと試してみて取捨選択するという作業を忘れ、自分に合ってないものまで無理してやる人が多すぎるというのは、ほんとに困ったもんだ」（前

掲雑誌、一五九ページ）

自己の快楽を重視することで、ブームを冷笑する姿勢を示したものとして、つぼイノリオ（DJ）の発言を挙げておく。

「昼からおいしいもの腹いっぱい食べて、クーラーのガンガン効いた部屋で、ゴロンと横になっていつも昼寝してる。この快感は何事にも代えがたい（中略）酒もガンガン飲みます。飲めなくなったらやめればいいと思ってるから。いろんな人見てて思うのは、健康なやつは何やったって健康だし、不健康なやつはどうやったって不健康になっちゃう。そして、健康のために何か始めようとしてる人は、もうその時点でおかしくなってるんだと思いますね」（前掲雑誌、一五七～一五八ページ）

また、志茂田景樹（作家）による次のような発言もある。

「肥満は成人病のもとで、不健康だからウエートを落とす、というのもうなづけない。僕はそんな発想じゃなくて、太るとかっこうが悪くなって、ファッショナブルに装えなくなるからという発想で、それなりに努力はしてますけど。火曜日がテニス、土曜日はジムに行って健康に気をつけるというタイプの人も周囲にいるけど、スポーツでもなんでも自分に何かを課すというのは、負担になるんじゃないかなあ（中略）僕は思いたったとき、ひと駅歩いてみたり、階段駆け上がったり、ディスコ行ったり、神経質になりすぎず、自分が楽しくやれることをと心がけてます」

（前掲雑誌、一六二ページ）

注意が必要だが、ここでは決して「健康」それ自体が否定されているわけではない。そうではなく、嘲笑の対象になるのは自分の欲望を我慢してまで外的な基準やブームを追及する姿勢である。したがって、ここまで論じてきた功利的な主体とその関数としての「健康」と、この冷笑主義的な態度とはなんら矛盾しない。自分の欲望にさえ正直であれば、どのような行動をとろうとも構わないからだ。

こうした「健康」への関わり方を個人主義的な立場から批評する語りは、社会学的なテクストにも現れる。たとえば、スポーツ社会学者の上杉正幸は、「健康」に個人性と社会性の二面性があるとしたうえで、後者、すなわち「健康」の公準による社会統制的側面（「健康ブーム」もその一部）を問題にする。

「健康」の個人性はなにかと言えば、それは生を充実させるうえで望ましい状態、すなわち生に意味を感じることができる状態であり、社会的な「健康」は個人の生きる意味を奪ってしまうものとして対置される。そのうえで上杉は、各個人が自らの「健康」に対する実感と自己責任を取り戻すことが、同質化する社会への対抗策だと結論づけている（上杉［一九九〇］参照）。

このような純粋に個人主義的な「健康」を擁護する語りは、一九七〇年代に見られた安全な暮らしや社会を希求するうえでの、主体的かつ共同的な取り組みにおける意味財としての「健康」とは異なっている。

また、個人的な事情を理由に「健康」のための行動を正当化する以外にも、あえてやっていることを自嘲気味に語ることで、没入しているという外部評価をかわすような語り口も登場する。雑誌〈週刊明星〉（一九九〇年九月二〇日号）は、「今どきのハヤリものを叱る！」と題して、古舘伊知郎によるトーク・パフォーマンスを掲載した。「おやじギャル」、「女々しい男」、「自立する女」、「環境汚染」、「ジャガイモの味」、そして「健康ブーム」を「ハヤリもの」として取り上げ、そこに古舘が皮肉めいた「叱り」を次々と浴びせるという企画である。

「健康ブーム」への言及があるのは「〝半健半病〟こそ現代人の姿だ！」という見出しが付いた記事である。古舘は「絶対一〇〇％の健康」も「一〇〇％不健康」もありえないとしたうえで、最近は「半健半病」なるものを自ら提唱しているという。古舘曰く、「半健半病」とは、たとえば「ヘルスフーズ」の店で食事をとりながらタバコを吸う、深酒したときのことを考えてシジミのエキスを飲むといった「矛盾」した行為を意味する。

その時［午前三時に「スポーツ・ジム」に通っている］ですね。〝はたして、これが健康につながるんだろうか!? あぁ、疲れた。こんなことだったら、早く帰って寝てればよかった〟だって。ハハ。マァ、何だかんだ言って、週に2～3回は必ず行ってますが、半健半病というのは、言い換えれば〝自虐行為〟に近いんではないかな、と。（笑）マァ、結局のところ、世の中矛盾だらけですから…、腹を立てるだけでなく、怒りを忘れずやっていくしかないわけで……（古舘［一九九〇］八〇ページ。［ ］カッコ内は引用者、傍点は原文ママ）

あえてしている「矛盾」をベタな没入と受け取られないために、エクスキューズのポーズさえ備えておけばいい――ここにあるのは、そうした身振りである。「矛盾」を解消するのではなく、それを軽く笑い飛ばしつつ、結局は「やっていくしかない」というように話が落ち着くのもそのためである。(23)

こうして「健康ブーム」への問いは、マスコミや怪しげな業界に対するお手ごろな批判と、軽やかな自己肯定／自嘲（自虐）へと浅く送り返されるようになっていく。そこでは、社会や文明、あるいは疎外といった重々しいテーマを経由する契機そのものが失われつつあったと言える。

ここまでの議論のポイントをまとめておこう。

本章ではまず、戦後日本社会における「高齢者」の医療・保健・福祉制度を概観し、そのうえで「寝たきり」老人とその身体が、誰によって、ほかのどのような言表《げんひょう》とともに、いかに表象されてきたのかを確認した。次に、一九八〇年代に入ってから「健康」をめぐる語りについて、政策や行政内部のコミュニケーションから、そして思想的な言論にも触れながら論じてきた。

ここで、一九七〇年代との意味論の形式の違いを明確にしておきたい。「健康」という言表を通して一九七〇年代に言及された「消費者」や「生活者」という主体性は、社会や暮らしの共同的なあり方を希求する文脈で語られた。他方、一九八〇年代に入り、これに代わって強調されたのは個人の功利的な主体性であった。

両者は消費という点で共通してはいるが、その消費の意味論自体が変化していることに注意が必要である。前者では、消費するモノ／コトが暮らしの安全性の共同的な達成＝「健康」につな

(23)　前掲した〈週刊宝石〉（一九八八年八月一〇日号）にも、青芝フック（タレント）による以下の発言がある。「……不健康な生活を送ってますからね、健康に気を遣わざるをえません。といっても、マラソンするとか、スポーツジムに通うとかいうんじゃなくて、オレなんか栄養剤ひとすじ。ビタミンB2とかビタミンCとかカルシウムなんかを、出かける前、手のひらいっぱいに飲む。何がどう効くのかなんてわかりません。しかし、飲めば安心。なんとなくいいみたいっていう、気休めで十分なんですよ。ブームに乗せられて、走って汗かいてるやつを見ると、笑ってしまう」（一六一ページ）

ぎ留められていたのに対し、後者では自己効用を追求する私的な活動とその環境整備の必要性が「健康」や「生きがい」といった言表《げんひょう》とともに言説化されている。

それを可能にしたのは、「高齢者」の表象をめぐる批判と、その望ましい生き方を模索するさまざまな言説的／非・言説的実践であり、その舞台となったのが一九八〇年代の民活路線政策であった。

他方、地域振興という政治的文脈でも「健康」の政策化は進んだ。しばしば指摘されるように、この当時、地方総合整備債などを活用した公共事業が増大するなど、表面的な財政再建路線とは裏腹に、雇用レジームを通じた利益分配政治が強化されていた[24]。「小さな政府」化を謳った民活路線は、地方への利益誘導型の仕組みを維持するための公共事業や中小企業金融のコストの可視性を低下させる、政治的な戦略という側面ももっていたのである（宮本［二〇〇八］一二五～一二六ページ[25]）。

さまざまな開発として地域社会に下りていったこれらの事業が、省庁のセクショナリズムのなかで進められ、環境破壊や財政の硬直化など多くの爪痕を地域社会に残したことも周知の事実だ。明確な政治的意思を欠いた省庁の政策立案競争のなかで、「健康」はまさに便利な言葉だったのである。

次に、後続の章につながるポイントを述べておこう。

初めに指摘したいのは、一九八〇年代の「健康」をめぐる政策では、「健康」やそれにまつわる客観的な評価や指標を措定しようとする動きはほとんど意識されていなかったという点である。もちろんそれは、医療や保健事業と離れたところで実施された事業であったことに加えて、利益誘導型の施策がコスト意識と縁遠かったことが大きな理由と言えるだろう。

次に、「健康」と「寝たきり」との関係である。一九八〇年代、これらは対比的に語られることはあっても、そこに必ずしも何らかの連続性が想定されていたわけではなかった。たしかに、「寝たきり」を「生きがい」のない生の象徴とする語りは、「健康」を論じる言説のなかでも広く見て取ることができる。ただし、「寝たきり」という状態それ自体を解消したり、あるいはそれ

(24)　財政学者である山田明によれば、一九八〇年前半には緊縮財政下で公共投資額は減少しているものの、後半には内需拡大政策のもと再び急上昇する。また、事業主体別（国、都道府県、市町村）に資金負担割合の経年変化を追っていくと、一九八〇年ごろにはおよそ五〇パーセントを国費が占めていたのが、一九八九年には三二パーセントまで減少している。それに代わって、都道府県や市町村による資金負担が増大している（山田［二〇〇三］二五ページ）。このように、国費（一般会計上）においては財政規律を謳いながら、民活路線による地方の公共事業は強化されていったのである。

(25)　民主党政権が誕生した二〇〇九年、長妻昭厚生労働大臣によって「長寿社会開発センター」および「健康・体力づくり事業財団」など、五代以上の天下りが続いた公益法人への補助金は全額カットされている（〈朝日新聞〉二〇〇九年一〇月二一日付朝刊）。

を予防するために、直接的に「健康」という言表《げんぴょう》が持ち出されることはなかった。この点は、先の評価や指標をめぐる議論とともに、一九九〇年代以降とははっきりとした違いがあるので強調しておきたい。

さらに、リスクや責任に関する制度的な関心が、「健康」という言葉を通じて言説化されていたわけではなかった点が挙げられる。むしろそれを通して語られたのは、いずれ「高齢者」になる人々の「望ましい生活」とその環境整備の必要性であった。もちろん、消費行動の活性化によって経済が好調に推移し、全体としての税収の伸びが「高齢化社会」の財政的な切迫感を緩和するという議論もないわけでもないが、それはあくまで間接的な波及効果としてであった。

さて、おそらくここまでの議論は、私たちの実感からもそう離れてはいないはずだ。計画性のない利益配分型政治が問題含みなのは当然として、自分の「生きがい」となるような物事に打ち込めることや、不自由なく楽しみに時間を費やせることを「健康」として考えることは、それほど突飛なことではない。

ただ、話はそこで終わらない。一九九〇年代に入ると今度は専門家のほうが、ここまで見てきた「健康」をめぐる意味論の変容を踏まえた形で、さまざまな言説的／非・言説的な実践を打ち出していくようになる。そうした実践の積み重ねが、リスクと責任をめぐる考え方やテクニックにも変化をもたらすことになる。

第4章

手段としての「健康」

一九八九年一二月、旧大蔵省および旧自治省との合意のもとに、旧厚生省は「高齢者保健福祉推進十ヵ年戦略」(ゴールドプラン)を策定した。消費税導入とその使途として「高齢者福祉の拡充」を掲げた政府は、この計画で以下の三つの施策をその目玉として打ち出した。

❶ホームヘルパーを一〇年間で一〇万人にすること。

❷デイサービスセンターを全国で一万か所(中学校区に一か所)設置すること。

❸ショートステイ制度を設け利用者を増加させること。

これによって、在宅福祉の基盤整備について行政が責任をもって量的な拡大を図る方針が初めて明確に打ち出されたほか、福祉サービスの分権化も進むことになった。これにはリクルート事件や消費税導入による選挙での自民党の大敗という政治的事情が絡んでいたと言われているが(朝日新聞論説委員室・大熊編著[一九九六]一三四~一三五ページ)、結果として、特別養護老人ホームの定員は施策開始後の一〇年で倍近く増加するとともに、ホームヘルパーの人員も四倍以上増加した(武川[二〇一二]一三七~一三九ページ)。「寝たきり老人」問題への政治的対処が本格化するなか、家族介護を前提とした日本型福祉社会論は大きな見直しにあっていたのである。

また、ゴールドプランの一環として「寝たきり老人ゼロ作戦」という施策も開始された。**図4－1**がその体系図であるが、ここでは「脳卒中等の発生」を中心に、その前後で各種の予防対策

図4－1　「寝たきり老人ゼロ作戦」の体系

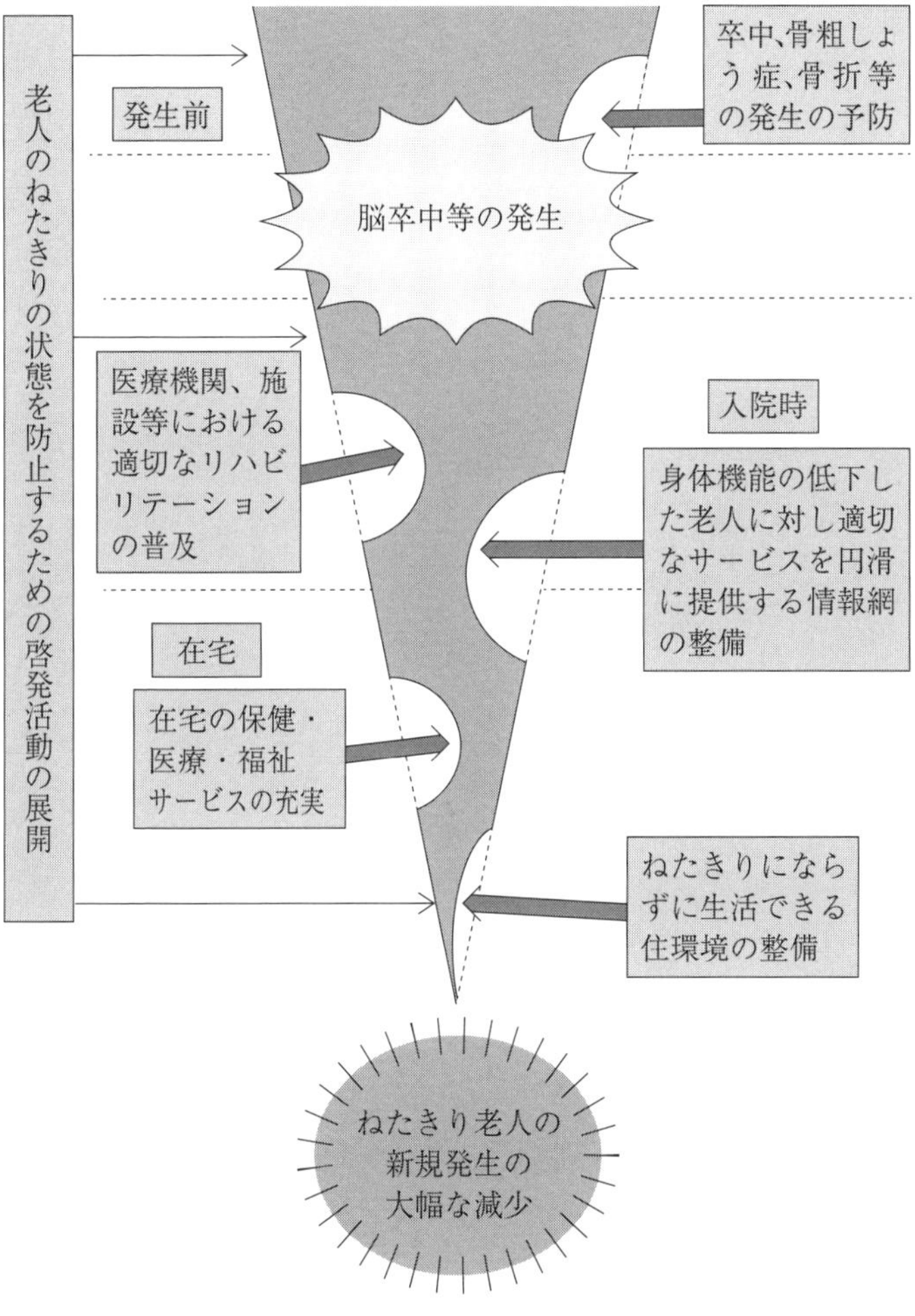

出典：厚生省編［1991］64ページ。

を多角的に講じることが示されている。「寝たきり老人ゼロ一〇ヵ条」の策定といった普及啓発事業に加え、「寝たきりの原因となる病気やけがの発生予防」と「原因発生後の適切なリハビリテーションの普及」などがその主な内容である。

特徴的なのは「寝たきり」の原因に「脳卒中」が措定され、その発病の事前段階として「健康診査後の生活習慣の改善指導」を強化すべきこと、さらに「骨折」の背景因子として骨粗しょう症や「転倒」の予防が強調されている点である（厚生省大臣官房老人保健福祉部老人保健課［一九八九］一四〇〜一四一ページ）。

こうした施策の転換は、広い意味で「高齢期」に生じうるさまざまなリスクに社会的に対処しようとする政治的意思が示されたものだと言える。その点において、民活型の福祉社会の構想と功利的主体の関数である「健康」の政策的名目としての価値は相対化されつつあった。

では、「高齢者」をめぐる各種の施策や専門家のコミュニケーションのなかで、「健康」という言葉は次第に用いられなくなっていくのだろうか。結論から言えば、そうではない。むしろ、その位置価を少しずつ変えながら「健康」は再び語られるようになる。キーワードは、「高齢者」とその「自立」である。

この章では「高齢者」の福祉サービスの拡充や保健事業の充実が進む一九九〇年に入って、「健康」をめぐる意味論形式と実践にどのような変化が生じたのかを確認していきたい。

1　自立と「健康」

ADLとQOL

やや迂回することになるが、まずここでは概念としての自立について整理しておきたい。しばしば指摘されるように、自立には、通常、三つの意味があるとされる。

❶職業に就いて経済的に他人に依存することなく暮らすこと（職業自立・経済的自立）

❷職業自立・経済的自立が困難な場合でも、自分の身の周りのことは自分ですること（身辺自立・ADL自立）

❸「自己決定権の行使」、すなわち介助などの手助けが必要であればそれを利用し、自らの人生や生活のあり方に責任をもって選択しながら生きていくこと。(1)

❶はそれほど説明を要しないだろう。❷のADL概念は、すでに触れたとおり日本語では「日常生活動作」と呼ばれている。これは、何らかの疾病や損傷により「障がい（impairment）」を

(1)　定藤［一九九三］、立岩［一九九九、二〇〇二］など。

表４－１　基本的日常生活能力 Katz Index

項目	評価	事項	結果	
			入院時	退院時
入浴	自立	完全自立。 又は、身体の一部の洗浄についてのみ介助を受ける。		
	依存	浴槽の出入りや入浴に介助を要する。 又は、身体の２カ所以上の洗浄に介助を受ける。		
更衣	自立	自分で行う。 又は、靴をはく際のみ介助を受ける。		
	依存	独りでは更衣が出来ない。 又は、更衣に不完全な箇所がある。		
トイレに行く	自立	トイレに行くこと、衣服の操作や後始末の全てが自立している。 ポータブル便器は夜間のみである。		
	依存	ポータブル便器や尿器を使用中である。 又は、トイレに行く際や排便・排尿の動作に介助を必要とする。		
移乗	自立	ベッドや椅子への移動を介助なしに行うことができる。		
	依存	ベッドや椅子への移動に介助が必要である。 あるいは、それ以上の介助を必要とする。		
排尿排便	自立	排尿、排便ともに自立している。		
	依存	便失禁または尿失禁を認める。 浣腸、カテーテル、定期的な尿器使用による管理も含む。		
食事	自立	皿から食事を自力で口まで運べる。 肉を切ってもらう場合、食べやすいように調整してもらう場合、パンにバターを塗ってもらう場合は「依存」とする。		
	依存	食事に介助を必要とする。 非経口的摂取の場合も含まれる。		
評価法：A：すべての項目で自立 B：１つを除いてすべて自立 C：入浴および他の１つを除いてすべて自立 D：入浴、更衣および他の１つを除いてすべて自立 E：入浴、更衣、トイレに行くおよび他の１つを除いてすべて自立 F：入浴、更衣、トイレに行く、移乗および他の１つを除いてすべて自立 G：６つの活動すべてに介助を要する その他：２つ以上の活動で介助を要するが、上記のC、D、E、Fに分類できない				

出典：日本医科大学付属病院ホームページ「高齢者の総合的機能評価の実施法（日本医科大学付属病院版）〈http://hosp.nms.ac.jp/files/hosp/pdf/upload00465.pdf〉（2012年４月６日アクセス）より筆者作成。

抱えてしまった人々にとって、その治療過程におけるリハビリテーション的な介入の基礎を提供する役割をもつ。たとえば、有名な「カッツの指標（Katz Index）」は、入浴、更衣、移乗、トイレへの移動、排せつの管理（continence）、食事といった各日常生活動作の自立の度合いを評価するために用いられている（Katz et al［1963］、**表４－１**参照）。

また、より日常生活に即した複雑な動作（機能）は、「手段的日常生活動作（Instrumental Activity of Daily Living：ＩＡＤＬ）」と呼ばれる。代表的なFillenbaumのＩＡＤＬ尺度は、「歩いては行けない距離のところへ出かけることができるか」、「日用品の衣類の買い物ができるか」、「自分で食事の用意をすることができるか」、「自分で家事をすることができるか」、「自分のお金の管理ができるか」の五つの設問に対して、〈一人でできる／助けが必要〉のいずれかを回答させることで自立の程度を測定しようとするものである（古谷野［一九九五］二三ページ）。

最後の❸の「自己決定権の行使」としての自立とは、いったいどのようなものであろうか。この語はアメリカで起こった「自立生活運動（Independent Living Movement・以下、ＩＬ運動）」に由来することもあり、❶❷の意味での自立とは対立するものとして使用されている。(2) 具体的には、政策立案や具体的なサービスへの当事者自身による主体的なかかわり（反専門家主義）、脱施設志向（地域社会での生活）、サービスの選択性を重視する消費者運動といった含意がある（定藤［一九九〇］参照）。

また自己決定権を、能力や義務の履行とは無関係に各人の主観的な善の構想を尊重する、つまり必要に応じた「自由」が認められてよいという意味にまで広げれば、これはいわゆる「Quality of Life（ＱＯＬ）」の尊重とほぼ同じ意味だと言える。

同時に、このことは強制的な財の徴収と移転・分配をめぐる制度的な改変をも含意する。ただし、ここでは能力それ自体が否定されるのではなく、どこまでなら自分ででき、どこから支援を要する、という判断に対する本人の決定そのものが尊重される。素朴な「能力主義批判」とは異なる点に注意が必要である。

「自己決定する能力」という点をさしあたり置くとすれば、❶❷の自立概念を支えているのは、当人の能力や機能、あるいはそれによる義務履行ないし努力の発現に応じて、「自由」の度合い（その人の財の取り分）が認められるべきだという規範である。

他方❸は、そうした条件にかかわりなく「自由」が認められてよいという立場を含意する。何らかの障がいを有していたとしても、生活や暮らしのあり方に関する自己決定とそのための再配分が認められてよいという意味の自立は、のちの公的介護保険制度を実現することになる強力な思想財としても用いられることになる。

以下では、前者を〈自立〉、後者を【自立】と区別して議論を進めていくことにする。

ＩＬ運動の研究に携わった定藤丈弘[3]は、雑誌〈総合リハビリテーション〉に寄稿した論文で、

ＩＬ運動がそれまでのリハビリテーションで重視されてきたＡＤＬ自立に対してもたらした意識の転換を詳述している(4)。

それによれば、「障害者が他の人間の手助けをより多く必要とする事実があっても、その障害者がより依存的であることには必ずしもならない。人の助けを借りて一五分かかって服を着、仕

(2)　定藤は、自立生活運動が提示した【自立】観の意義の一つが「これまでの身辺自立や職業的自活論の背景にあった利益をあげる生産活動にどれだけ貢献しうるかで人間の価値を評価しようとする、いわゆる『社会効用的処遇』のもつ問題性を厳しく指摘し」、「身辺自立や職業的自活が困難とされてきた障害者に人間としての尊厳や生活主体者としての生き方を保障していく」方途を示した点にあると論じている（定藤［一九九三］一七ページ）。

(3)　(一九四二〜一九九九）大阪府生まれ。元大阪府立大学社会福祉学部教授。一九七六年に自動車事故で脊椎損傷を負うが、翌年には復職し、車椅子で教壇に立つ。カリフォルニア大学バークレー校での在外研究中、バークレー障害者自立生活運動の内実を知ったことをきっかけに、障害者の機会平等と自立生活運動に深くかかわるようになる。著作に『障害者と社会参加』（解放出版社、一九九四年）などがある。

(4)　なお、リハビリテーション医学の分野でＱＯＬの問題提起を受け止め、「ＱＯＬ向上のためのＡＤＬ」という位置づけを提唱したのが上田敏である（上田［一九九一、一九九三］）。こうして、リハビリテーションという領域では〝ＱＯＬの一部をなすＡＤＬ〟（上田はこれを「目標指向的方針」と呼ぶ）という位置づけがなされた。定藤も、ＩＬ運動の自立観はＡＤＬ自立そのものを否定するわけではなく、「専門家のおしきせではない、自らの自発的な意思決定によるさまざまな工夫を通しての日常生活動作や活動の範囲を自力で拡げていく、いわゆる『自己開発的ＡＤＬ』の拡大の努力」が自立生活形成の重要な要素の一つとなるだろうと述べている（定藤［一九九九］四九ページ）。

事にも出かけられる人間は、自分で衣服を着るのに二時間かかるため家にいるほかない人間より自立している」という有名なＩＬの代表的規定は、ＡＤＬの自立のみならず、それとリンクして重視されていた経済的、職業的自立論をも相対化することにより、ＡＤＬ自立からＱＯＬ（人生・生活の質）重視の方向へとリハビリテーション理念の転換に寄与したという（定藤［一九九〇］五〇七ページ）。

そして、「介護の社会化」を訴えた人々が強調したのも、自己決定権の尊重としての【自立】の理念であった。たとえば、厚生省高齢者対策本部に設置された「高齢者介護・自立支援システム研究会」（一九九四年七月〜）による報告書では、基本理念としての「高齢者の自立支援」が明確に打ち出されている。それによれば、今後の高齢者介護の基本理念は、「高齢者」が自らの意志に基づいて自立した質の高い生活を送ることができるように支援することであり、重度の障がいを有していても「車椅子で外出し、好きな買い物ができ、友人に会い、地域社会の一員として様々な活動に参加するなど、自分の生活を楽しむことができるような、自立した生活の実現を積極的に支援すること」が必要だとしている（高齢者介護・自立支援システム研究会［一九九四］、傍点は引用者）。

また、従来の高齢者介護が「高齢者の身体を清潔に保ち、食事や入浴等の面倒をみるといった『お世話』の面にとどまりがちであった」とあるように、「お世話」は否定されるべきものではな

表4－2　「高齢者介護・自立支援システム研究会」委員一覧

座長	大森　彌	東京大学教養学部教授
座長代理	山口　昇	公立みつぎ総合病院長
	岡本祐三	阪南中央病院内科医長
	京極高宣	日本社会事業大学教授
	清家　篤	慶応義塾大学商学部教授
	橋本康子	東京弘済園弘済ケアセンター所長
	樋口恵子	東京家政大学教授
	宮島　洋	東京大学経済学部教授
	山崎摩耶	帝京平成短期大学助教授

出典：高齢者介護・自立支援システム研究会［1994］。

く、むしろそれにさらなる「支援」が付け加えられるべきことも指摘されている。

当事者の側からも声が発せられる。雑誌〈月刊自治研〉が組んだ特集「高齢者の自立?!」（一九九五年九月号）に、フリーライターの堤愛子が記事を寄稿している。自身も脳性マヒを患い、自立生活センター設立にも携わった経歴をもつ堤は、「自立への一歩はありのままの自分を好きになること――障害者の自立の視点からみた高齢者の自立とは」と題した論考のなかで、公的介護保険制度への懸念と希望を語った。

堤は、制度の背景に「介助を受けることは、基本的に恥ずかしいこと」で、「家庭内の恥は、家庭内で解決する。その担い手は妻か嫁」であり、「恥ずかしいことをしてもらう代償としてすずめの涙ほどのお金を支払う」という考え方があるとすれば、自分たちの運動や主張は何も生かされていないとし、当事者である「高齢者」の自立への第一歩は「できない部分も含めて、自分自身を好きになること」、「でき、な、い、ときには助けを求められること」であるとしている（堤［一九九五］四五ページ、傍点は引用者）。

他方、能力や機能としての〈自立〉は、医療としてのリハビリテーションとは別の場で運用されることになる。

「市民社会」

一九九一年、厚生省所管の社会福祉・医療事業団の委託を受け、住友生命総合研究所が「高齢者の自立に関する調査研究」を実施した。このときに設置された「高齢者の自立に関する調査研究委員会」には、東京大学、国立公衆衛生院（現・国立保健医療科学院）、そして東京都老人総合研究所（現・東京都健康長寿医療センター研究所、以下「都老研」と略記）の研究者たちが参画していた。

報告書の冒頭、「寝たきりや痴呆等の介護を要する高齢者の増加に対応するサービスの確保」が「超高齢社会の準備」として論じられがちなのに対し、「自立し、自己決定する高齢者の権利と義務、自立した市民社会の構成員としての高齢者が正面から取り上げられることはほとんどない」ことが批判的に論じられている。そのうえで、「自立した市民社会の構成員である高齢者、あるいはその可能性を備えている高齢者の存在を調査データに即して指し示し、かかる高齢者の生活実態・生活意識を明らかにすること、そして自立した高齢者の増加に寄与する要因を解明して、超高齢社会の自立した構成員である高齢者像を描くこと」の必要性が説かれている（住友生命総合研究所［一九九二］一ページ、傍点は引用者）。

まず、ここで指摘したいのは、「寝たきりや痴呆等の介護を要する高齢者」と「自立し、自己決定する高齢者」とが区別されている点である。ただ、後続の文章では「高齢者の自立」を「女性の自立」や「障害者の自立」の問題と共通の歴史的・社会的意義をもつものとしてとらえること、すなわち〈自立〉ではなく【自立】をめぐる問題として考えることは不可能ではないとしている。ところが、すぐさまその考え方は否定される。

> ……女性や障害者の場合とは異なり、高齢者は、少なくとも一度は、自立した市民社会の構成員とみなされていた人々である。それゆえ、高齢者が自立した市民社会の構成員であるとの主張は、「高齢者」とよばれる一群の人々に新たに自立を認めよとの主張ではなく、高齢になっても、人はなお「自立した個人」でありつづける（ことができる）との認識を求める主張とならざるをえない。その意味で、「高齢者の自立」は、女性の自立や障害者とは著しく異なった内容を持つものであるといわなければならない（前掲書、一〇～一一ページ、傍点は引用者）

文中の「新たに自立を認めよ」という箇所は、【自立】をめぐる「権利」主張に言及している。「『自立した個人』でありつづける（ことができる）」という箇所は、〈自立〉と【自立】のいずれの意味にもとれるが、「一度は、自立した市民社会の構成員」と見なされていたという場合、高齢期を迎える前の〈自立〉した状態が想定されていると考えて差し支えないだろう。

はっきり言えば、ここでの自立は、「経済的自立の手段をもち、健常で、壮年の、男性」という事実や状態、そして能力のことである。しかし、なぜそうした能力に対する「認識を求める主張にならざるをえない」のか、なぜ「女性」や「障害者」の自立と異なった内容をもつのかという点はまったく説明されていない。

では、この調査では、〈自立〉をめぐっていったい何が議論の対象になったのか。それは「生活機能の自立」、「精神的自立」、「経済的自立」、「社会的自立」という〈自立〉の類型とその程度化である。前者の二項目が個人内的条件、後者の二項目が個人外的条件として区別され、ここでは前者だけを扱うことが宣言されている。ちなみに、その後、後者に対する調査が実施された形跡はない。

最終的に「活動能力（生活能力）」と「情緒的依頼心（精神的自立）」がその指標として置かれ、これに基づいて「在宅高齢者」への質問紙による面接が実施されている。その結果をもとに示されたのが、**表4-3**のような「在宅高齢者」の類型化である。もちろん、ここでの実践上の課題

表４－３　「自立度」に基づく「在宅高齢者」の類型化

		情緒的依頼心	
		低	高
活動能力	高	Ａタイプ	Ｂタイプ
	中	Ｃタイプ	Ｄタイプ
	低	Ｅタイプ	

出典：住友総合生命研究所［1992］26ページ。

は「自立度」の高いＡタイプの人々を増やす、あるいはそれ以外を減らすことである。

　なお、調査では二つのスケールが用いられた。一つ目が都老研が開発した「老研式活動指標」である。これは「地域での独立した生活を営むうえで必要とされる（老人の）活動能力」について、ＩＡＤＬを含む複数の機能（能力）で測定および評価するものである。「手段的自立」、「知的能動性」、「社会的役割」に関する質問について、それぞれ二択で回答し（**表４－４参照**）、その合計得点が「老人の活動能力」として示されるつくりになっている。

　いまひとつは、他者に対する精神的な依存の度合いを評価するスケールである。これは、マクドナルド・スコット（McDonald-Scott）の「他者依存性尺度」（対人依存型行動特性尺度）における「情緒的依頼心」の下位尺度を改編したものである。質問項目は、「①あなたを何よりも大切にしてくれる人が必要だと感じますか」、「②身近な人の好意や支えを失うのではないかと心配ですか」、「③ほかの人はあなたにもっとよくしてくれるべきだと思いますか」の三つで、

表４－４　「老研式活動能力指標」の質問項目

毎日の生活についてうかがいます。以下の質問のそれぞれについて、「はい」「いいえ」のいずれかに○をつけて、お答え下さい。質問が多くなっていますが、ごめんどうでも全部の質問にお答え下さい。

(1) バスや電車を使って一人で外出できますか
……………………………………… 1. は い 2. いいえ

(2) 日用品の買い物ができますか…… 1. は い 2. いいえ

(3) 自分で食事の用意ができますか… 1. は い 2. いいえ

(4) 請求書の支払いができますか…… 1. は い 2. いいえ

(5) 銀行預金・郵便貯金の出し入れが自分でできますか
……………………………………… 1. は い 2. いいえ

(6) 年金などの書類が書けますか…… 1. は い 2. いいえ

(7) 新聞を読んでいますか…………… 1. は い 2. いいえ

(8) 本や雑誌を読んでいますか……… 1. は い 2. いいえ

(9) 健康についての記事や番組に関心がありますか
……………………………………… 1. は い 2. いいえ

(10) 友だちの家を訪ねることがありますか… 1. は い 2. いいえ

(11) 家族や友だちの相談にのることがありますか
……………………………………… 1. は い 2. いいえ

(12) 病人を見舞うことができますか… 1. は い 2. いいえ

(13) 若い人に自分から話しかけることがありますか
……………………………………… 1. は い 2. いいえ

出典：柴田ほか編著［1993］67ページ。

こちらも「はい」に1点、「いいえ」に0点とそれぞれ得点化し、精神的自立（＝非・依存）の程度が〈高／低〉で評価される。

つまり、ここでは「活動能力」と「精神的自立」がそれぞれ等価な項目をなしており、その総和によって「高齢者」とその自立を評価しうるという、それ自体は問われない前提によって調査実践が支えられていることが分かる。先に触れた「高齢者の自立支援」の理念と、この前提が相容れないのは明白である。

また、障がい者の当事者運動の主張も「市民社会への参与を認めよ」という主張と同列のものではない。「経済的な自立の手段を持った（職業自立）、健常な（身辺自立）、壮年の男性」を「標準的な市民」だと僭称《せんしょう》する主張に対しては、むしろ明確な異議申し立てがなされてきたからだ。(5)ただ、これ以後、「市民社会」という言葉に準拠して「自立した高齢者」を称揚する議論は、公衆衛生や老年学のテクストには登場しなくなる。それに代わって登場するのが「健康」である。

（5）　フェミニズムもまた、そうした反省に直面していた。たとえば、上野千鶴子は障がい者自立運動にかかわった人々との関係を通じて、「依存しながらの自立」という新たな考え方に出合ったことが、男性に依存しない女性の自立を訴えかけてきた女性解放論のあり方を反省する契機になったと論じている（上野［一九九二］二四六～二四七ページ）。

手段論的転回

繰り返しになるが、ゴールドプランの策定以降、「高齢者」の「寝たきり」問題については自己決定権としての【自立】の理念のもとで、在宅ケアサービスの充実を通じて解決されるべきことが政策的にも推進されるようになった。したがって、「健康」や「生きがい」という言葉がそこに直接かかわるようなことはなかった。それらはむしろ、「元気な高齢者」（＝功利的な主体）とその「望ましい生」を漠然と指し示す符牒のような働きをしていた。

その後、「いきいき」、「豊かな」、「活力ある」、「健やかな」といった修辞とともに、「高齢者の自立」や社会の「望ましさ」は盛んに言説化されるようになる。ただ、自己決定や再配分のあり方を重視するのか、それとも能力や機能の「向上」という解決を目指すのかという区別、つまり自立をめぐる意味論的な対立は、この間、曖昧にやり過ごされていく。「健康」という言表の位置に微妙な変化が生じるのは、そうしたなかにおいてである。

雑誌〈月刊福祉〉は、一九九二年一〇月号で「高齢者のより良い健康と生きがいづくりをめざして」という特集を組み、保健や福祉の専門家らの論考を掲載した。編集委員長（当時）である保健社会学者の園田恭一は、特集稿とは別に短い文章を寄せ、「健康」の新しい考え方を論じている。(6)

園田は、「健康問題」が急性の伝染症疾患から慢性の身体的・精神的疾患に移行することで、病気や異常や症状などがないことではなく「より良い健康状態」を求める動きが広がっていると指摘する。以下、少し長くなるが、それに続く文章を引用する。

> そしてまた他方では、病気にならないようにとか、健康を守るということだけが先行したり、重視されて、きゅうきゅうとした毎日をおくったり、楽しみも二の次とする修道僧のような生活を営むような風潮に対しては、「健康至上主義」だとの批判もなされている。つまりは、人びとは健康を守るために生きているのではなく、健康はより良い生活や人生を送るための一つの、大切な条件であり、手段であるという発想である（中略）同じく生きているとはいっても、寝たきりや痴呆の状態でとか、することもなくただ毎日をやりすごしているというのと、活力に満ち、生きいきと、そしてまた生きがいをもって日を送っているのとでは大きな違いがある。高齢者のよりよい健康を考えるにあたっても、生きがいづくりを問題とする際にも、身体的、精神的、社会的に、そして経済的にも「自立」できている状態を最大限に維持し、回復し、助長すること、そして自らの心身の状態や周りとの関係を、よりよくコン

（6）（一九三二～二〇一〇）東京生まれ。医療社会学者。東京大学名誉教授。著作に『地域社会論』（日本評論社、一九六九年）、『社会的健康論』（東信堂、二〇一〇年）など多数。

トロールでき、「自律」できるようにするといったことが、これからますます重要な目標や評価の基準や尺度となってくるであろう。（園田［一九九二］一四〜一五ページ、傍点は引用者）

最後に、これらが可能になるための、周囲や社会からの条件や環境整備の必要性を訴えて文章を閉じている。

まず指摘したいのは、「健康」が「より良い生活や人生」や「自立」・「自律」といった上位目標の手段や条件として位置づけられている点である。手段としての「健康」という意味論形式は、前章で指摘した「功利的主体とその活動の関数」としての「健康」とも近いが微妙に異なる。一九八〇年代において「健康」を通して語られたのは、功利的主体の生き方であったり、老後の「豊かな生活」を構成する消費財であった。

ところが、ＱＯＬや「質の高い生活」、サクセスフル・エイジング、自己実現といった目的としての「望ましい生」をめぐる抽象的表現が広がり出す一九九〇年代以降、「健康」はそうした生の手段や条件として位置づけられるようになる。もちろん、自立もまた、そうした目的の一つであった。こうした意味論形式の変化を、ここでは「手段論的転回」と呼んでおきたい。

園田の文章はその一例だが、わが国で「健康」概念をめぐる見直しがはじまるのは、一九八〇年代に入ってからである。そこには、さまざまな出自があるが、具体的には以下の五つが含まれる。

❶一九七〇年代の北米やイギリスに端を発するヘルスプロモーション活動（園田［一九九三］）。

❷都市空間における劣悪な衛生環境や健康格差を是正するための「健康都市づくり」施策（園田［一九八九］参照）。

❸慢性疾患患者（主に「がん」）の療養過程における主観的な「生活の質（Quality of Life）」の重視を求める動き（中川［一九九五］参照）。

❹要素還元的で身体中心の治療医学へのアンチテーゼとしての「全人的な健康」の追求（近藤［一九八四］参照）。

❺老年期のサクセスフル・エイジングに特異的な「健康度」の開発（古谷野［一九九三］参照）。

そのなかから、従来の政策に対する批判も登場する。たとえば、都老研の古谷野亘[7]は従来の「高齢者の生きがい対策」が本当に有効なのか、「高齢者」自身のニーズに合致しているのかと問い、

（７）（一九五四〜）東京都生まれ。保健学博士。聖学院大学教授。共著書籍として『間違いだらけの老人像』（川島書店、一九九五年）、『老年学入門』（川島書店、一九九三年）などがある。

「老研式活動能力指標」のような事業の成否の評価指標を導入するべきだと主張している。

なお、こうした「健康」の指標化が日本で本格的に進むのは、一九九〇年代に入ってからである。それは、ライフスタイルを構成する種々の行動を〈健康的／非健康的〉なものとして評価する「健康習慣指数」の理論的な移入や、疫学的な評価指標開発を通して進められた（森本編［一九九一］参照）。有名なブレスローの『生活習慣と健康――ライフスタイルの科学』が翻訳されたのも一九八九年のことである。

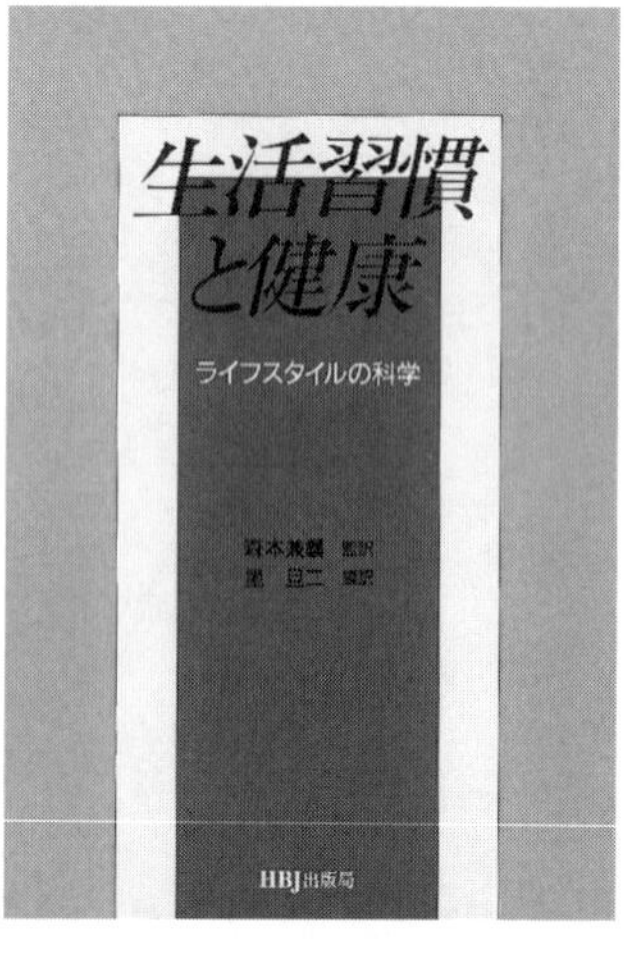

「健康」に関連するＱＯＬのことを、一般に「健康関連ＱＯＬ（Health Related QOL）」と呼ぶが、このうち客観的な指標には疾病や障がいの有無、そして「自立度」という段階的な指標を含む場合が多い。また、当該本人の主観や満足に着目すれば、誰が・どんな項目に・どのような重み付けを施したうえで測定するかによって多様な測定手法が可能になる。

この指標化への趨勢は、上位にある「目的」の曖昧さによっていっそう拍車がかかる。つまり、「望ましい生」という虚焦点が設定され、いかにしてそこに近づきうるかという技術的な課題設定が領域横断的に広がることになる。(8) 取り立てて新しいことを論じているわけでもないのに、「ＱＯＬの向上」を話の枕に置くような語り口だけが至る所で登場するようになるのも、その副産物だろう。

　このように「健康」をめぐる手段化と指標化は、いわば「望ましい生」をめぐる目的手段関係がさまざまな領域で問いに付されていたことの帰結だった。これを単一の要因に還元することはできないが、日本の文脈で言えば「生きがい」という功利的な価値を示す言表《げんぴょう》が「健康」と近接したことが、その手段化を方向づける一つの契機になったと考えられる。

　ただ、専門家が語る「望ましい生」や「生きがい」も、個人にまったく委ねられているわけではない。たとえば、園田の文章で、「寝たきりや痴呆の状態でとか、することもなくただ毎日をやりすごしている」人々の生が消極的に評価され、「活力に満ち、生きいきと、そしてまた生きがいをもって日を送っている」ことが称揚されていることからも、それはうかがえる。

(8)　たとえば、行動科学の専門家のなかには、ＱＯＬが身体的状態、心理的状態、社会的交流、経済的・職業的状態、宗教的・霊的状態の五つの領域からされる水準と、それらすべてを包括する水準の二つがあるという論説に言及しながら、実際のＱＯＬの実証的な研究を行う場合には、こうした定義に拘泥する必要はなく、自分の研究目標を明確にし，研究目標に沿ったＱＯＬの定義や領域を設定するか、先行研究の中から自分の研究に適する定義・領域・構成要素を選択するとよい、と述べる研究者もいる（土井［二〇〇四］参照）。

このように、生き方の自己決定を尊重する【自立】ではなく、「寝たきり」であることと「望ましい生」との対比が、「健康」に加えて「活力」(9)や「いきいき」といった空疎な修辞を通して、老年学や健康科学の周辺で言説化されるようになる。

共鳴する批判

再び園田の文章に戻ろう。二つ目のポイントは、「幻想としての健康を追いかける（現代）社会」という社会認識だ。前章でも触れたように、一九八〇年代後半以降、「健康」への同調圧力に対する個人主義的な批判の言説は、大衆紙のみならず、社会学者によるテクストにも確認することができた。ところが、「健康」の専門家である園田もまた、自己目的的な「健康」の追求を批判している。つまり、価値としての「健康」を肯定する専門家からも「健康至上主義」への批判が提起されているのである。

そのほかにも、たとえば医事評論家である水野肇の言動にもそうした変化を確認することができる。早くからストレス学説に着目して通俗的な健康法や健康管理を論じてきた水野は、『脱半健康時代』（経済往来社、一九七二年）という書物などを通じて、病気ではない諸々の不調＝「半健康」を脱することの重要性を論じてきた。その水野が、一九八九年に上梓した『やっぱり半健康か』（一九八九年、フォー・ユー）では「〝半健康〟でもいいじゃないか」と切り出し、「健康」

を客観的な数値から杓子定規に捉える態度を諌《いさ》め、「自分なりの健康観を持つこと」、「健康とはライフスタイルの問題」という立場を打ち出している。

ただし、ここでも「健康」の意味規定は、個人の自由な判断に委ねられているわけではない。水野は、「①洋服を着たり脱いだり、トイレに入ったり、風呂に入ったり自分でやれること／②他人の作ったものでもいいから、自分で食事を食べることができること／③補聴器を付けていてもいいから、会話に参加できること」ができないと「生きていて面白くないというふうに思う」としている。

三番目は聴覚能力のことだが、前の二つはＡＤＬのことである。さらに、「寝たきりになったら、生きる意欲を失ってしまう」とするなど、「生きる意欲がある」こと、すなわち水野の言う「健康」は、「寝たきり」と対比的に語られている（水野［一九八九］四四〜四六ページ）。

このように、保健学者や評論家が語る手段論化された「健康」のあり方は、実は前章で触れた個人主義的な立場からの批判や、「健康」をめぐる同調圧力に対する冷笑的態度とかなり近いところにある。ただし、ここで見てきた議論では、その目的とするところは各人で異なっていても、

(９)　『老年学入門』というテキストにおいても、「食事、排泄、歩行などの身のまわりの動作における自立性の喪失は、生活の質の低下につながることはもちろんのこと、人間としての尊厳をも脅かすものである」とあっさり語られている（柴田ほか編著［一九九三］二七ページ）。

それを達成するための手段については客観的な評価や介入が可能だという前提を置いているふしがある。こうした違いはあるが、価値としての「健康」を相対化しつつも、そこに個人的なるものを尊重しようとする語り口は、立場を超えて共有されていたと言える。

「高齢者」の脱構築（?）

では、「高齢者」に特異的な「健康」の操作的な定義や指標の開発は、誰によって進められたのか。また、それを通していったい何が語られるようになったのだろうか。

そうした研究は、まず疫学、リハビリテーション（医学）、計量心理学、老年学、健康科学といった専門家らによって一九八〇年代から進められるようになる。[10] すでに触れた「老研式活動能力指標」は日本独自のスケールであり、ＡＤＬやＩＡＤＬに加えて「状況対応（effectance）」や「社会的役割（social role）」などの社会学的・心理学的指標を〈自立〉＝活動能力（competence）として読み替えている点が特徴的である。

ちなみに都老研は、すでに一九八〇年代初頭から「在宅高齢者」の「健康」について長期追跡研究を実施していた。そこでは、「長寿地区」と「短命地区」という二つの行政区域が設定され、問診、血圧、身体計測、血液生化学、栄養調査などの検診と、健康度自己評価、転倒、ＡＤＬ、飲酒や喫煙、学歴などに関する聞き取り調査が実施されていた（古谷野［一九九五］参照）。

そのなかで、「在宅高齢者」の「日常生活動作能力」の分布を「健康度」と読み替え、実はそこに多様性があることを強調したのが柴田博[11]である。柴田の試みは、ＡＤＬやＩＡＤＬ、知能テストやコレステロール値といった統計データから「生産性」をもちうる「高齢者」＝「優秀老人」の存在を実証することだった。こうして柴田は、「高齢者」の「健康」にまつわる「常識」（＝病弱な存在）を覆すような著作を次々と上梓していく。

その際、柴田が好んで参照したのが、アメリカの老年学者であるシュロックによる「高齢者」の能力に関する偏差値モデルである（**図4－2**参照）。このモデルは、すべての高齢者人口が「優

---

(10)　もっとも早い時期の調査は、一九八五年の総合研究開発機構による『中高年者の健康に関する調査』である。大都市、地方都市、農村という地理的特性を踏まえたこの大規模調査では、疾病以外にも、家族構成、労働、主観的健康観、日常生活動作（ＩＡＤＬを含む）、活動的団体参加（ボランティアなど）、運動、心理的傾向といった複数の変数が用いられており、老化プロセスの把握および健康指標の開発が目指されている。ちなみに、これらの項目はＷＨＯのアルマアタ宣言（一九七八年）を参考にしているとされている（年金制度研究開発基金編［一九八五］二ページ）。ところがこの調査では、アルマアタ宣言で論じられた先進国と途上国の格差などの問題にはまったく触れられておらず、それどころかＷＨＯの調査に含まれていたサービスニーズ関連項目が除外されている。

(11)　（一九三八〜）北海道生まれ。医学博士。人間総合科学大学大学院教授、桜美林大学名誉教授。著作に『健康と長寿への挑戦』（日本経済新聞社、一九八九年）、『中高年健康常識を疑う』（講談社、二〇〇三年）など多数。

図４－２　「高齢者」の能力の偏差値モデル

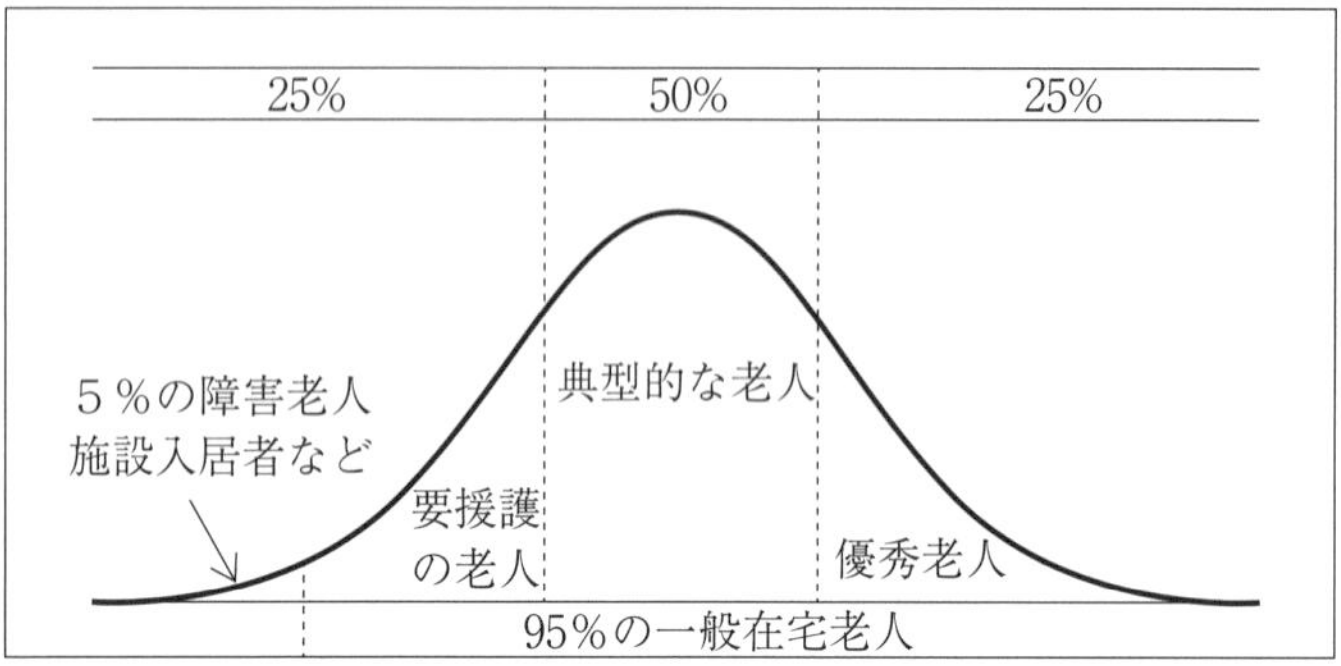

出典：柴田博［1994］23ページより筆者作成。

秀老人（二五％）」／「典型的な老人（五〇％）／「要援護の老人（二五％、うち「五％の障害老人施設入所者など」を含む）として、能力ごとにその割合が正規分布するという状況を図示したものである（柴田［一九九四］二三ページ）。柴田はこの分布を「高齢者」の「健康度」の理念型として用いつつ、カテゴリー表象の画一性を実証的なデータを用いて批判していったのである。

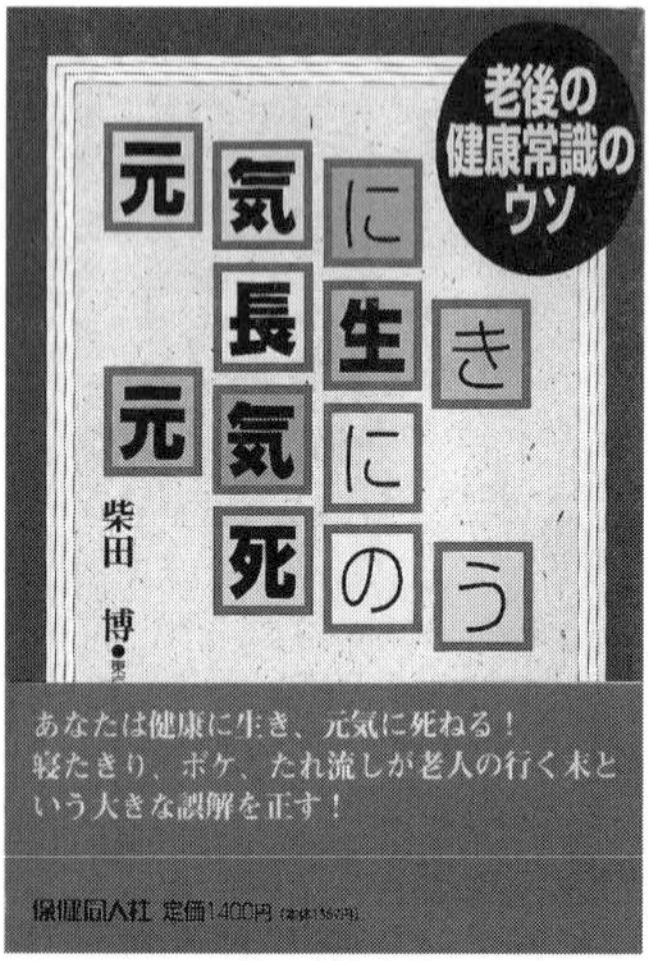

同時期、『厚生白書』（平成九年版）もまた「『老人神話』の検証」というトピックを掲載している。そこで「老化しているかどうかは、年齢で決まる」、「高齢者のほとんどは、健康を害している」、「高齢者は、非生産的である」、「高齢者の頭脳は、若者のように明敏ではない」、「高齢者は、恋愛や性に無縁である」、「高齢者は、誰も同じようなものである」という六つのテーゼが提示され、都老研などの調査結果から、それらが「神話」にすぎないものであることが述べられている（厚生省編［一九九七］一〇六～一〇九ページ）。

こうした「高齢者」をめぐる「神話」の脱構築には、一九八〇年代からアメリカの高齢者政策・施策および老年学で強調されたサクセスフル・エイジング論の思想的影響があった。(12)

そこでは「高齢者」の生は、単に疾病や障がいのない「普通」のエイジング（老化）と「サクセスフル」なそれとに区別され、後者はさらに、①疾病や障害が生じる確率が低いこと、②高い認知的・身体機能の能力をもっていること、③社会参加も含めた生産的（productive）な生活を送っていること、から構成されるものとして定義される（秋山［二〇〇八］一八二～一八三ページ）。キーワードは「自立（independent）」や「生産性（productivity）」という語である。とくに、

（12）一九八〇年代のアメリカの社会老年学で提起された概念であり、高齢期であってもそれまでの活動を継続したり社会的な役割を担うことで、個人的な充足を得るだけでなく、社会的な効果をも期待できるとする考え方。

この「生産性」という概念は、ボランティアや家庭内の無償労働といった活動をも含むものとしてしばしば用いられている。

もちろん、「老い」をめぐるこうした反省はエイジズム批判と表裏一体のものだった。「老い」が疾病や障がいと強く結び付けられてきた点を鑑みれば、「自立度」を通じた「健康」の指標化やその多様性を強調することもサクセスフル・エイジング論の圏域にあったと言える（天田［二〇一一］四六八ページ）。

このように、「通常、ネガティヴな表象を付与されている集団が、実はその内にポジティヴな人びとを多数含んでいる、あるいはサクセスフルな状態に向けた主体性を発揮しうる」ことが老年学の周囲で語られはじめることになる。エイジズム批判を交えつつ、サクセスフルな生を送る「高齢者」が増える「望ましい社会」と、それを達成する方法とその可能性を示唆する柴田の身振りは、とても「リベラル」なものに見える。

しかし一方で、サクセスフルか否かをめぐる判断基準に、ごく常識的な能力が採用されていることも確かである。結局、先に論じた「市民社会の構成員であり続けること」が、[13]サクセスフル・エイジングというスローガンによって置換されただけだと言えなくもないのである。

大切なはずの「多様性」も、一時的にサクセスフルである状態を実体視することでご破算になっている。さらに、もし「高齢者」が多様であるなら、そもそも「高齢者」に特異的な学である

「老年学」そのものの意義が疑われそうなものだが、歴年齢という制度的な客観性（六〇／六五歳以上＝「高齢者」という構築されたもの）はあっさりと前提にしてしまえるという、マッチポンプのような論理の構図も浮かび上がってくる。

2　リスク、予防、主体性

見いだされる転倒とその予防

次に見ていきたいのは、こうした「健康」の意味論形式および「高齢者」をめぐる問題構成の変容を経て、個別的身体への介入のあり方にどのような変化がもたらされたのかという点である。ここで注目したいのが、「転倒」というアクシデントの取り扱われ方である。

（13）都老研において、管見のかぎり社会学者である古谷野［一九九五］だけは、〈自立〉と【自立】の対立に注意を払っている。古谷野は「生活全体を自ら律する」という「自律性（autonomy）」と、「他者による介助を必要としないという意味」での「自立性（independence）」との区別が老年学できちんとなされてこなかった理由を、老年学では「壮年期」の人々の「生活機能の自立性」がそのまま「自律性」へとつながるという前提をとってきたためではないかとしている（古谷野［一九九五］二八ページ）。

病理学は通常、表面的に見られる症状（symptom）の奥底に、患者自身がうかがい知れぬ「病理」が実在することを認識論的な与件とする（フーコー『臨床医学の誕生』）。また、基本的に病理は実在するか否かのいずれかでしかないため、そのコミュニケーションは〈正常＝病理不在／異常＝病理実在〉という区別を基準に営まれる。前章で触れたとおり、「寝たきり」をめぐる問題化と解決の構図が、初めは脳卒中という病理の予防を中心に置いていたのも、そうした前提に導かれていたためである。

この病理学的認識の内部で、転倒を「寝たきり」の原因と見ることはできないだろう。というのも、病理学的に見た場合、転倒そのものは決して「寝たきり」の要因としても、そして結果としても措定されるような実在性をもたないからだ。

仮に関連があると言えたとしても、それは転倒の結果としての骨折、そのさらに背後の要因としての骨粗しょう症、あるいは転倒の原因としての神経病理がもたらす目まい、運動機能の低下、服薬の生理的副作用などが特定される場合にかぎってである。最終的には、そうした病理を「正常」に向かって治療する、あるいは服薬指導する方途が臨床医学や薬理学の枠組みのなかで求められる。

しかし、「寝たきり」をめぐる調査によって、そこに至った原因が本人ないし家族の申告を通じて積み重ねられていくなか、「寝たきり」は統計的な蓋然性において把捉されるようになっていく。「寝たきり」と一口に言っても、そこには多様なケースがありうるというわけだ。「転倒」もまた、その一つのリスクファクターとして措定されることになる。

こうした転倒への着目は、一九八〇年代に公衆衛生の専門家や現場の保健師たちが、その発生率や実態調査（主に施設内の）に乗り出していったことがきっかけであった。(14) そして当初、予防策として強調されたのは、従来の疾患予防に加えて、環境的要因の改善、とりわけ段差やものの配置といった住環境への配慮であった（安村ほか［一九九一］参照）。

ところが、一九九〇年代の中ごろから新しい介入技術が登場する。アメリカでの研究蓄積とともに移入された、筋力中心のトレーニング・プログラムだ。これを推し進めたのは、大学や研究機関に所属するスポーツ・体力医科学、公衆衛生学、リハビリテーション医学、老年学の専門家と、保健師や健康運動指導士といった保健活動従事者らであった。(15)

まず、保健活動分野で見ていくと、NPO法人地域保健研究会がこれに深く関与している。代表者の田中甲子が編集長を務める専門誌〈月刊地域保健〉は、一九九六年一一月号で「在宅ケア

(14)　一九八八年に都老研が秋田県南外村調査で一年間にわたる縦断調査を実施している。その結果については、安村ほか［一九九一］を参照のこと。そのほか、筑波大学の調査チームがドック健診受診者を対象に、転倒経験に関する調査を実施している（鈴木ほか［一九九一］参照）。保健師による保健活動からの報告に長谷川［一九八六］、山崎［一九八八］がある。

と予防活動――介護保険を視程において」という特集を組み、辻一郎をはじめ宮森正（医師）、田村加代子（横浜市・保健師）を招き、要介護者の発生とその「悪化」を予防する実践的な課題を議論している[16]。これを契機に、田中は現場での介入研究や予防的保健活動の技術および指針づくりへと積極的に取り組むことになる。

図4－3では、科学研究費に占める「研究分野」別採択課題数の年次推移、さらに**図4－4**では、二〇〇〇年までに採択された「高齢者」・「転倒」という語を含む競争的獲得資金採択数の年次推移をそれぞれ示している[17]。

総数は一九九〇年代の中ごろから伸びているが、分野別に見ると「公衆衛生学・健康科学」による疫学的調査が実施され、そのあとを追うように「体育学系」や「看護学系」（地域看護学を含む）といった臨床での研究が急増している。このように転倒をめぐるリスク論的な問題構成は、臨床医学以外の専門家にも「寝たきり」を予防するための介入研究や評価指標開発に関与する余地をもたらした。

ちなみに、「生活習慣病」概念の導入も似たような事態を引き起こした。これは「成人病」に代わって、一九九六年ごろから慢性的な疾病群（がん、脳血管疾患、心臓病など）を指すものとして用いられるようになった概念である。

名称変更の理由は、これらの疾病の発生する確率が特定の生活習慣によって高くなることからだと説明されている（公衆衛生審議会［一九九六］参照）。生活習慣は、慢性疾患のリスクファクターとして位置づけられることになったのである。

（15）雑誌記事やメディアでしばしば取り上げられたものとして、筑波大学と茨城県大洋村（現・鉾田市）による「大洋村プロジェクト」（一九九六年～）、島根県吉田村および長野県北御牧村での厚生省長寿科学総合研究事業研究班による疫学調査からはじまった東京厚生年金病院健康管理センターの「転倒予防教室」（一九九七年～）、北里大学医学部と札幌市健康づくり事業団、福祉自治体ユニットの協力による「高齢者向け筋力向上トレーニング事業」（二〇〇〇年～）、長野県松川町「骨折予防教室」（一九九五年～）、財団法人明治生命厚生事業団体力医学研究所による山梨県都留市の長期介入研究（一九九五年～）、日本医科大学の竹内孝仁を中心とする「パワーリハビリテーション」（二〇〇〇年～）が挙げられる。

（16）田中はこの座談会で「確かにコーディネートや［介護保険の］ケアマネジメントも大事ですが、『予防』と『保健指導』を標榜する保健婦の専門性を在宅ケアのなかで発揮して、要介護需要の発生や、重度化の防止を図ることも大事だと思う」と語っている（辻一郎ほか［一九九六］四七～四八ページ、［　］カッコ内は引用者）。また〈月刊地域保健〉が組んだ「転倒予防」関連の特集として「転倒予防活動の展開」（一九九九年二月号）がある。

（17）民間助成金の情報は公益財団法人助成財団センターウェブページ〈http://www.jfc.or.jp/〉内、「研究助成データベース」より「高齢者」かつ「転倒」と入力して検索した（一九九五年以降）。厚生労働科学研究費については厚生労働省が運営する「厚生労働科学研究成果データベース（http://mhlw-grants.niph.go.jp/）」より「転倒」をキーワードに検索。「高齢者」や医療・介護・福祉と関連性が極端に薄いものについてはカウントしていない。科学研究費補助金については国立情報学研究所「科学研究費補助金データベース（http://kaken.nii.ac.jp/）」にて検索を行った。カウントの方針については、厚生労働科学研究費と同じである。

図4－3 「高齢者」かつ「転倒」を含む「科学研究費補助金」に占める採択課題数の分野別年次推移（横軸は年度）

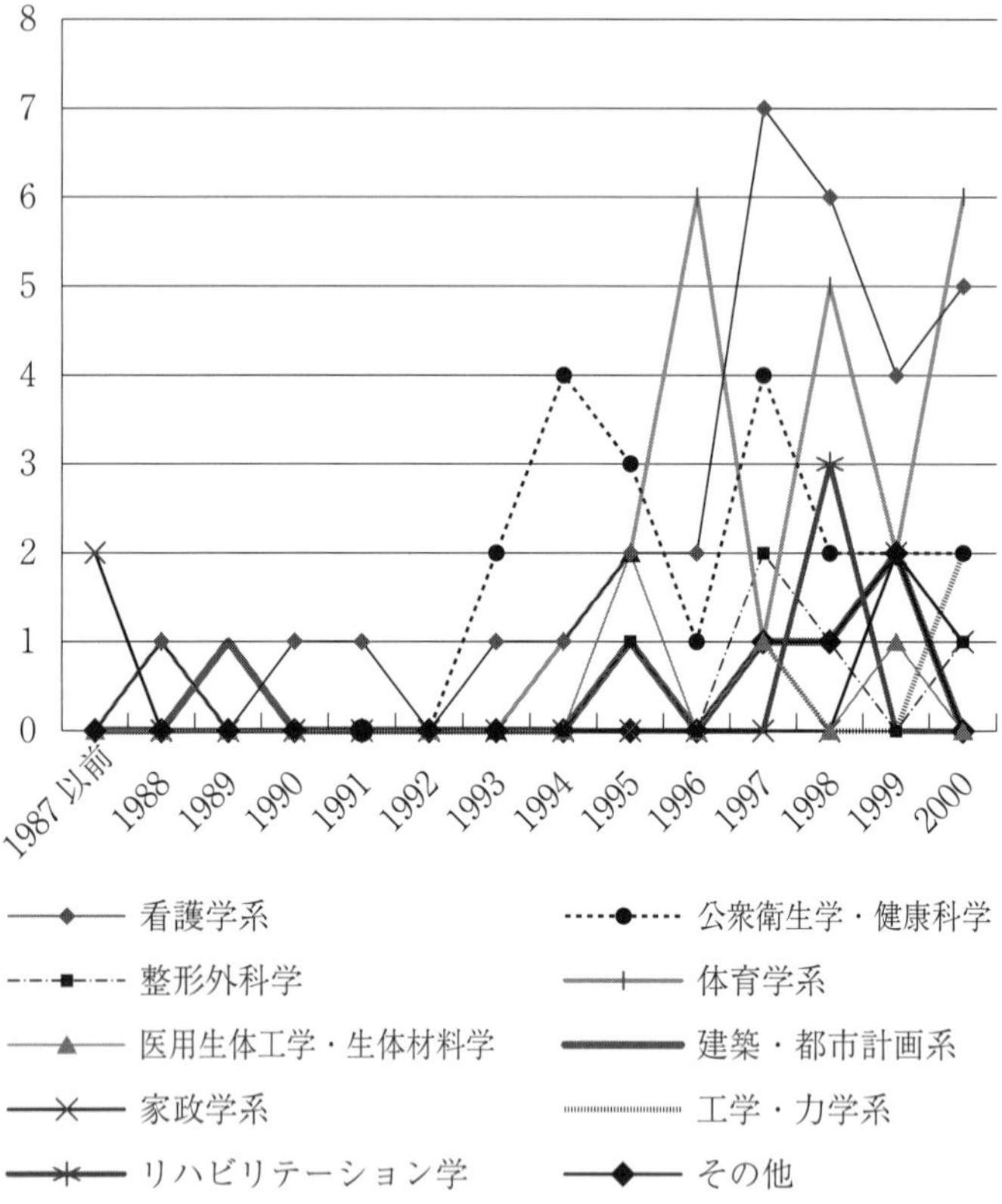

出典：各データベースより筆者作成。

図４－４　「高齢者」かつ「転倒」を含む競争的資金採択数の推移（横軸は年度）

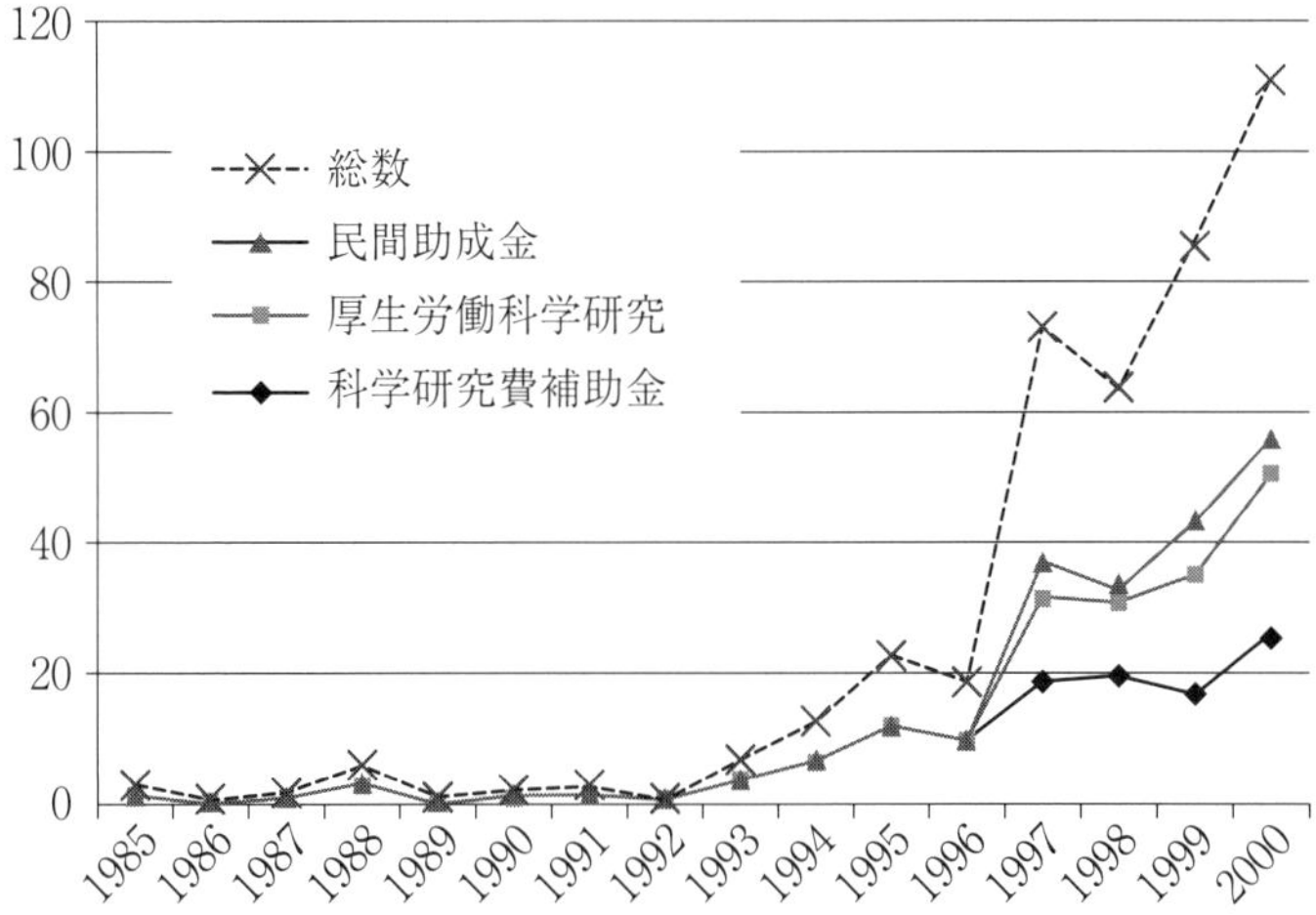

出典：各データベースより筆者作成。

注目したいのは、これによって慢性疾患をめぐるテクストが増加し、それを語る主体の多様化が引き起こされたことである。**図４－５**では、「成人病」と「生活習慣病」を含んだ新聞記事数の推移をそれぞれ記している（朝日新聞は一九八四年以降のデータのみ）。新概念の導入後、記事数は明らかに増加している。

また、国立情報学研究所の論文検索用データベース（CiNii）にて雑誌記事の傾向を調べると、「成人病」概念を含む雑誌記事特集は二〇〇四年までに六三件あり、そのうち五二件が〈臨床成人病〉（「日本成人病［生活習慣病］学会」の準機関誌）や〈日本医師会雑誌〉、〈最新医学〉など臨床医学系の雑誌で占められていた。他方、「生活

図４－５　「成人病」・「生活習慣病」を含む新聞記事数の推移

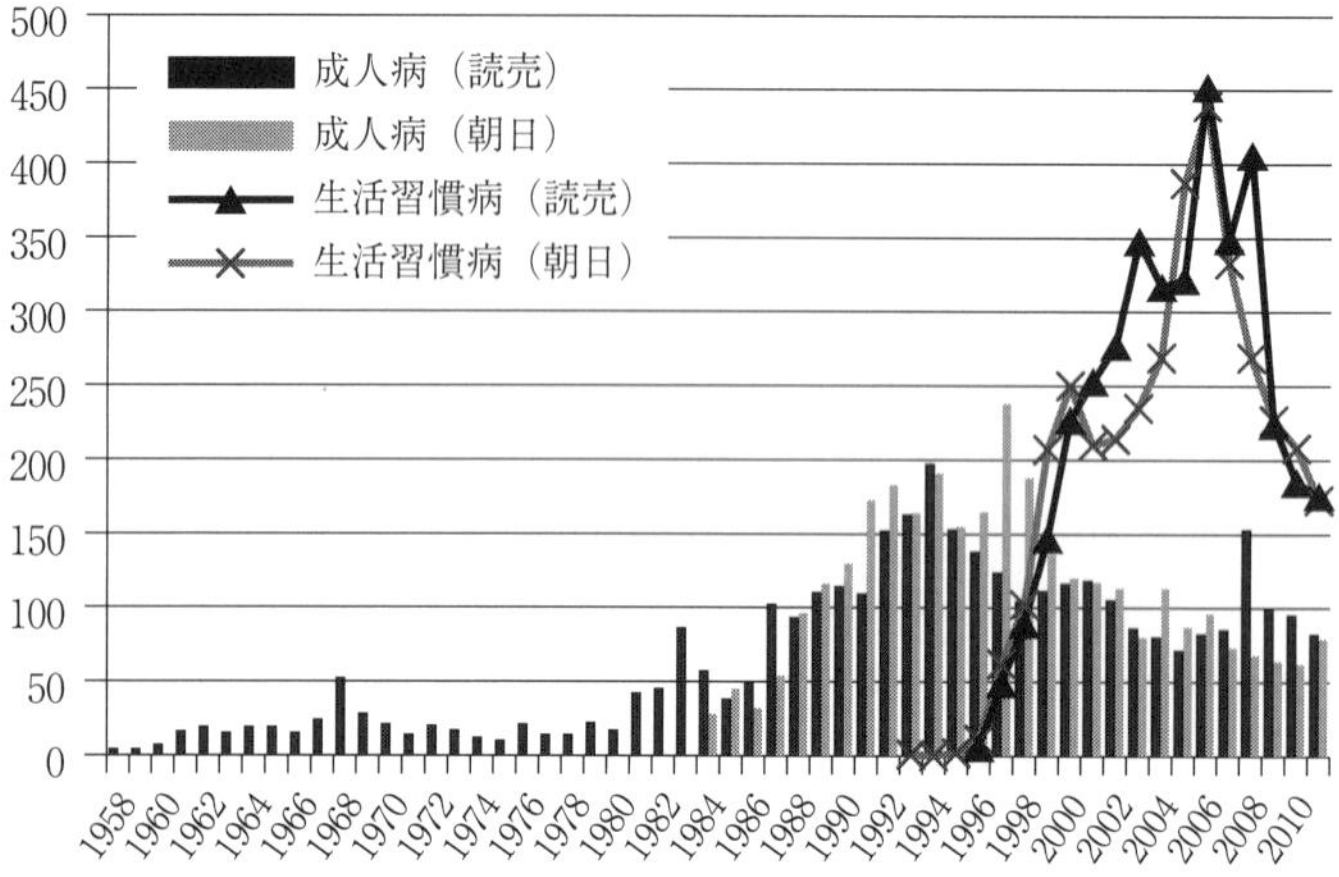

出典：新聞記事データベース「ヨミダス歴史館」・「聞蔵Ⅱビジュアル」より筆者作成。

習慣病」概念を含む特集は、二〇一〇年までですでに一七八件もある。

　特集雑誌では、〈臨床成人病〉の後継誌である〈成人病と生活習慣病〉が三三件で最多、日本予防医学協会機関紙の〈よぼういがく〉が一一件でそれに次いでおり、たしかに臨床医学系の雑誌の数は少なくない。しかし、保健活動関連雑誌（月刊地域保健、へるす出版生活教育、保健の科学、など）が一二件、〈食生活〉が一三件、体育・スポーツ関連雑誌〈臨床スポーツ医学、体育の科学、など）が五件あるなど、医療以外の雑誌もたしかに特集を組んでいることから、臨床医学系による占有状況は解除されたと言える。

　このように、「生活習慣病」というリスク論的な問題構成も、医療者以外のさまざまな主体が「健康」について語りうること、そしてリスクファクターの細分化を通じてさまざまなモノ／コトを疾病（≒慢性疾患）に相関するものとして位置づけることを可能にした。

この場合、リスクファクターという考え方による疾病の確率化は、介入する専門家の正当性をも揺るがすことになる。つまり、関与するさまざまな主体間には、もはや絶対的な優劣は存在せず、相対的な役割が課されることになる。したがって、これを単に「健康」という価値の浸透や医療化と見なすことはできない。むしろ、「健康」という中身の曖昧さこそが、それを語る主体や領域が拡散していくうえでの条件をなしているのである。

産学官

「高齢者」の転倒予防のプログラムでは、その実践が「地域」という場でなされ、そして「自治体」が積極的に関与することも強調された。よく知られているのが、筑波大学と茨城県大洋村（現・鉾田市）のタイアップ事業（通称、大洋村プロジェクト）である。

このプロジェクトが目指したのは、スポーツ・体力医科学の専門家が中心となり、地域に住む「高齢者」の大腰筋など歩行動作に関連する下肢の運動能力を集中的に向上させることで、彼らの転倒・骨折を予防することだった（久野［二〇〇四］参照）。

一九九九年から健康・体力づくり事業財団や都老研とともに旧科学技術庁の大型研究費を獲得

した。また、二〇〇二年七月には大学発のベンチャー企業「つくばウェルネスリサーチ」も設立された。二〇〇三年には、小泉政権下でスタートした産学官連携推進会議にて、科学技術政策担当大臣賞を受賞している（応募総数六六六件のうち受賞一二件で、題目は「寝たきり予防と医療費削減を可能とした地域の健康作りシステムの開発」二〇〇三年六月一一日付〈読売新聞〉）。

スポーツ・体力医科学発の産学官連携のモデルとして注目を浴びたこのプロジェクトでは、村長である石津政雄（一九八八〜二〇〇四年、計四期）が積極的にメディアに露出していったことも特徴的であった。

たとえば、地方公務員向けの雑誌〈ガバナンス〉（二〇〇三年八月号）が、筑波大学との連携によって開発された大腰筋の強化トレーニングのほか、医療費削減の実績、地域の公民館での保健師および理学療法士による「元気教室」の開催、退職後に都会から移住してきた人々をターゲットにした農業を通じた「社会参加」のプランがあることなどを特集記事で紹介している。

かつては「健康づくりは票にならない。それより橋を作れ」と言われたという石津の政治家としてのエピソードも添えられ、「健康」を通じた施策のユニークさも記されている。多くの新聞や雑誌も、社会保障費の削減と住民の「健康」を両立させる取り組みとして評価する記事を掲載した。[18]

石津は、見学者向けに配布された文書「健康行政マンの育成を急げ」のなかで、それまでの総花的な健康づくりの戦略を批判し、研究機関との連携も視野に入れながら、自治体で活動する「健康行政マン」を国のレベルで育成することが最重要課題だという持論を展開している。「健康」はここにおいて、自治体行政の専従者や政治家がその主体性を発揮しうるような言及の対象になっていく。

自治体の主体性

他方、一九九〇年代半ばには、高齢者福祉をめぐる制度も大きく変わろうとしていた。具体的には、公的介護保険制度の創設がいよいよ現実味を帯びはじめる。

このとき基礎自治体には、制度の保険者として大きな期待がかかっていた（大熊［二〇一〇］六〇〜六一ページ）。しかし、市町村国保の財政的危機が深刻化していたため、市長会や町村会はこれに強く抵抗した。

こうしたなか、一九九八年一一月、「介護の社会化」を推進する自治体首長、知識人、ジャーナリスト、医療・保健・福祉関係者が集い、「福祉自治体ユニット（住民の側に立った福祉行政

（18）〈月刊地域保健〉（一九九九年二月号）が組んだ特集「転倒予防活動の展開」でも、石津はインタビューに応じている。

を進める市町村長の会）」（以下、ユニット）が発足した。この運動体が示した「福祉自治体共同宣言」は、「利用者たる住民が自らの意志を発揮し、行政側は、住民にもっとも近いところで支援する市町村が主役となる体系を構築していく必要がある」とし、そのためには市町村長が先頭に立ち、イデオロギーにとらわれることなく、住民の意思に沿った実践的な行動をとるべきことを強調した（福祉自治体ユニット［一九九八］五五ページ）。

こうした考え方には、いわゆる地方分権や市民自治の色彩が強く出ている。福祉をめぐっても、供給側の都合ではなく利用者＝住民の意志を尊重すること、自治体は住民に近いからこそ個別ニーズに即し、なおかつ多様な主体によるサービス供給の条件整備が可能だ（ローカル・オプティマム）という発想も、そうした思潮の圏域にあったと言ってよい。地方分権の理念は、介護保険制度創設を後押しする強い言説的な資源であったが、ユニットによるこの宣言は、まさにそれを体現していた（結城［二〇一一］九六〜九七ページ）。

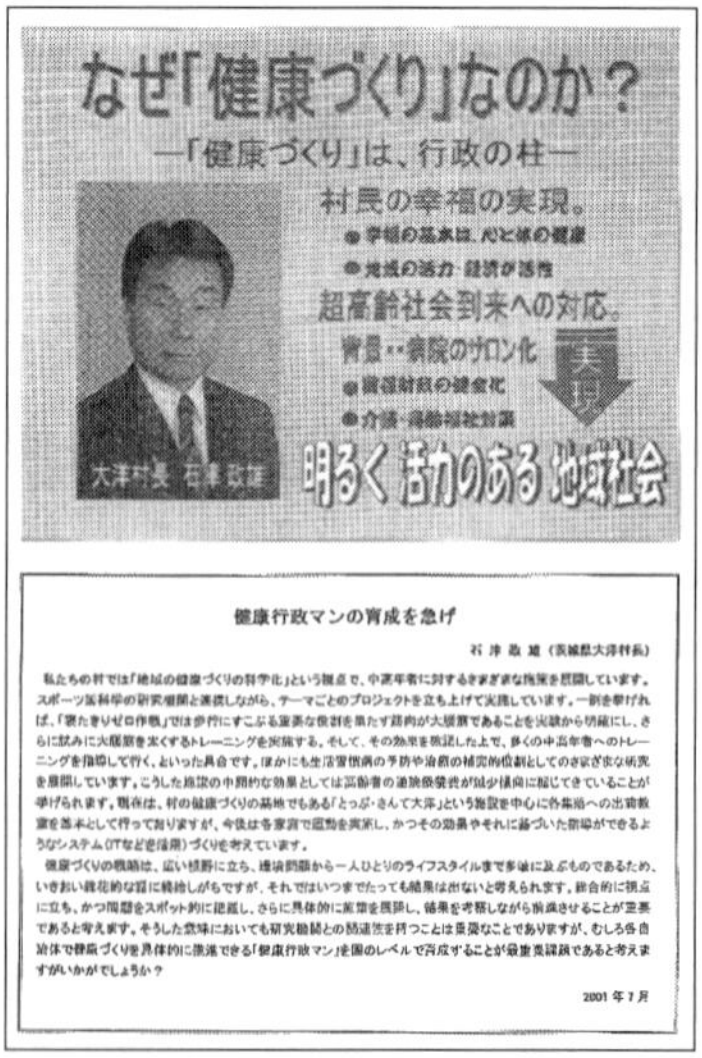
なぜ「健康づくり」なのか？
―「健康づくり」は、行政の柱―
村民の幸福の実現。
超高齢社会到来への対応。
明るく 活力のある 地域社会
健康行政マンの育成を急げ
2001 年 7 月

大洋村「健康づくり」事業の
見学者向け配布資料の表１

そして、このユニットもまた「高齢者」のトレーニング・プログラムに積極的に取り組んでいたアクターの一つである。二〇〇一年、ユニットは北海道札幌市・奈井江町、愛知県高浜市、福岡県大牟田市をモデル地区として、さっぽろ健康スポーツ財団と北里大学による委託事業「介護予防推進調査研究事業」（高齢者筋力向上トレーニング事業）を開始した。ただ、すでに二〇〇〇年には厚生省の老人保健健康増進等事業の調査研究として、北里大学でリハビリテーション医学の研究をしていた大渕修一(19)（のちに都老研へ移籍）と札幌市との共同研究がはじまっていた。国による「介護予防」の事業化（「地域支援事業」）の際、導入されたプログラムの源流の一つはここにある。

(19)（一九六四〜）東京都生まれ。医学博士。地方独立行政法人東京都健康長寿医療センター研究所高齢者健康増進事業支援室研究副部長。著作に『家族みんなの介護予防運動マニュアル』（東京都高齢者研究福祉振興財団、二〇〇五年）、『健康寿命の延ばし方』（中央公論新社、二〇一三年）など。

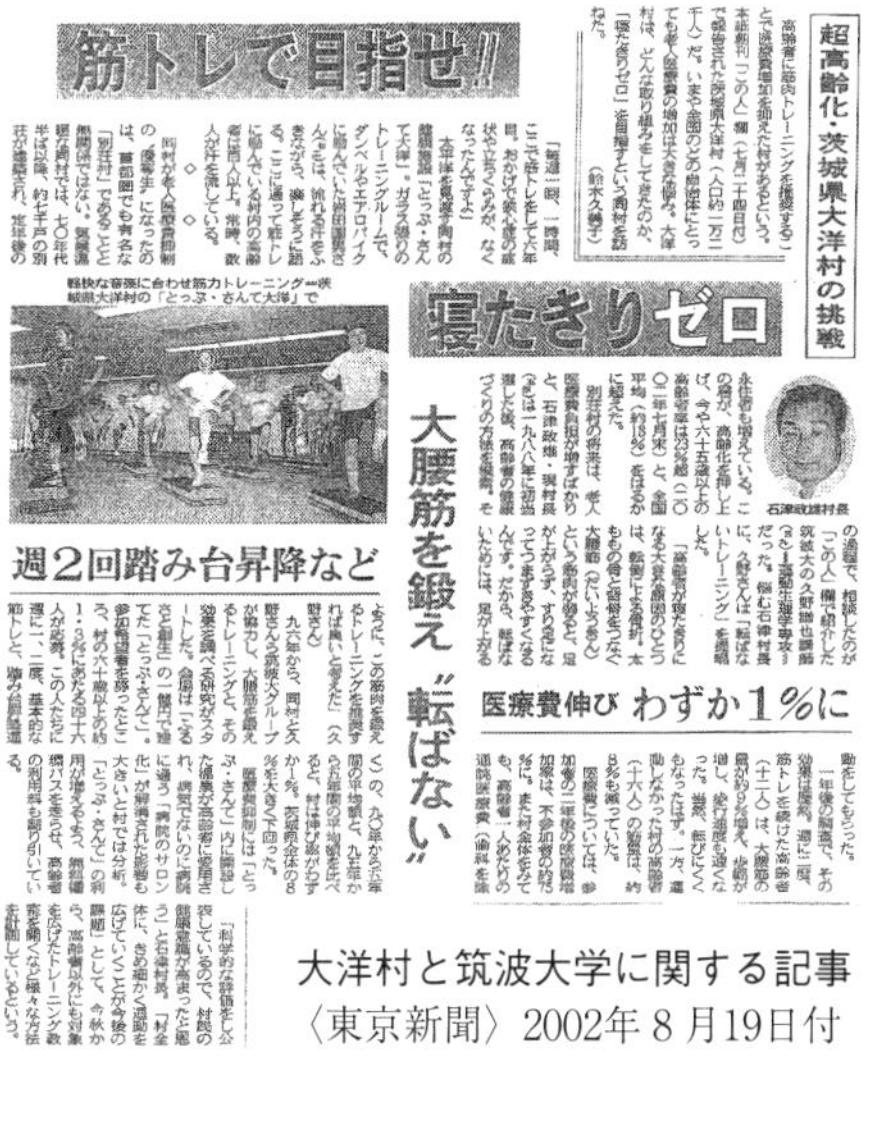
超高齢化・茨城県大洋村の挑戦
寝たきりゼロ
筋トレで目指せ!!
大腰筋を鍛え"転ばない"
医療費伸び　わずか1%に
週2回踏み台昇降など
軽快な音楽に合わせ筋力トレーニング＝茨城県大洋村の「とっぷ・さんて大洋」で
石津政雄村長

大洋村と筑波大学に関する記事
〈東京新聞〉2002年8月19日付

これと並行して、保険制度における自治体の主体性や財政的課題について言及するテクストも登場する。一九九七年、国民健康保険中央会（以下、国保中央会）が「市町村における医療費の背景要因に関する報告書」を提出した。このなかで、「都道府県で老人医療費が最も低く」、「平均寿命が高く（男性一位、女性四位）」、「一〇〇歳老人の割合は多くない」長野県について、それらが可能になる要因が探られている。

調査では、在宅医療を可能にする条件（持ち家比率、かかりつけ医、同居家族など）、自宅での死亡率の高さ、保健活動の充実、就業率などが調べられている。そして、それがもとになり、『ＰＰＫ（ピンピンコロリ）のすすめ――元気に生き抜き、病まずに死ぬ』という書籍も刊行された（水野・青山編著［一九九八］参照）。

これに参画した水野肇によれば、「ＰＰＫ（ピンピンコロリ）」とは、「平均寿命が長い（男一位、女四位）のに一〇〇歳老人が少ないということは、適当なところまで元気に生きて、長わずらいせずに死ぬ」ことだとされている。つまりここでは、老人医療費の低さという財政問題と平均寿命の長さとが、「長わずらいせずに死ぬ」という単純化された個体の表現へと重ねられていることが分かる。

もう一つのポイントは、都道府県間の比較が有意味であるという前提だ。市町村を対象にした調査研究が、いつのまにか都道府県単位での比較研究になっているのも奇妙だが、それはやり過ごされ、ここでは「特定の自治体を調べることで医療費を効率化できる要因がわかるに違いない」という想像力が先行している。その結果、〈社会保障制度にきちんと取り組んでいる自治体／そうでない自治体〉というコードが、あたかも最初から存在していたかのように機能している。

もちろん、自治体がそうした役割の一端を担ってきたことに間違いはない。だが、医療や保健は専門職が一定の自律性の元に関与してきた領域であり、自治体に個別の裁量が大幅に認められていたとは言い難い。介護保険制度や「地方分権」をめぐる議論の有意味性を取り込むことで、おそらくはこうした区別の有意味性も担保されていったと考えられる。

ここまで見てきたように、「介護予防」や保健事業がリスク論的な問題構成へとシフトしていくなか、「健康」はその意味内容を脱色されながらも、専門家や行政関係者のコミュニケーションのなかで運用されるようになる。ここで起こった「健康」をめぐる技術的傾斜が、いったい何を帰結するのか。次章では、いよいよ本章の課題であったリスクと責任をめぐる制度編成に焦点を当てていくことにする。

第5章

保険化する保健

のちに「失われた十年」と表現される一九九〇年代、政界再編が絡んだ政治過程では、構造改革の必要性が盛んに喧伝されるようになる。とりわけ、日本型の生活保障を支えてきた雇用レジーム、すなわち日本的経営や長期的雇用慣行を支えてきた金融システムや、地方への利益誘導を可能にした財政構造の見直しが進んだ。労働者派遣法による雇用の流動化や公共事業への削減圧力が政治課題に挙がるのも、このころを起点としている。

これと並行して、福祉レジームにも変化がもたらされた。ただ、このレジーム再編には、給付水準の抑制や自己負担の拡大を進める流れと、より普遍主義的な制度の転換を目指す流れの二つの動きがあったと指摘されている（宮本［二〇〇八］一四四ページ）。

普遍主義的な転換とは、それまでの選別主義的な行政措置から、すべての人々を社会保障や福祉の対象とする考え方への変化を指す。ゴールドプランから公的介護保険制度創設に向けた高齢者をめぐる医療・福祉政策の分権主義的な流れも、基本的にはこの転換に掉さすものだと言える。

以上をふまえて、本章でも引き続き「健康」をめぐる意味論形式やモノ／コトとの連関を見ていくことにするが、ポイントになるのは、本書の冒頭で掲げたリスクと責任をめぐって、どのように制度が編成されていくのかを分析することである。より論点を絞っておくと、見定めるべきは現在につながる上記の改革のなかで、「健康」という言表《げんひょう》がもつ、その位置価である。ここではまず、「健康寿命」という概念の登場から論を起こしていくことにする。

1　全体的に、かつ個別的に

集合的な生と「健康」

ある集団の「健康」の度合い、それを改善するための取り組みにおける効果を評価する指標として、近代社会でもっとも多用されてきたのは「平均寿命」という考え方である。これは〇歳児の「平均余命」のことで、生命表に基づき、ある年齢集団がその後何年生きられるかという期待値を示している。

誕生から死までという、それ自体は個別的である事象を均質な時間軸のうえに配置し、操作した値を社会の「健康水準」の表象と見なす――つまり、社会の「健康」（仮にそんなものがあるとして）は、第一義的には〈生／死〉という事実とその可算性に基づいていた。

ただ、「平均寿命」はあくまで期待値である。というのも、ある年齢集団の未来の死亡率は、先行する各年齢集団の死亡率によって仮想的に設定されたものにすぎないからである。これが可能であるためには、次のことが想定されていなければならない。すなわち、各年齢集団の死亡率は当該社会によるその時点での生命をめぐるさまざまな取り組みの成果（たとえば、医療や公衆衛生）によるものであって、それは将来にわたって維持（ないし改善）されるはずだ、という推論である。

私たちは、自分が属する年齢集団の死亡率を実際に知るまでには多大な時間がかかる（と言うより、自分が死ぬまで分からない）。ただ、自分たちが辿るであろう死亡率の推移が先行集団のそれに近似するはずだと仮定することで、「平均寿命」という数値は有意味なもの足り得ている（し、私たちもそう感じている）。「平均寿命世界一」という「成果」が、日本社会の「先進性」を言い表すのに用いられるのもそのためだろう。

そもそも、こうした認識が可能になるためには、集団の「健康」なるものが存在するという独特の信憑が成立していなければならない。その基礎となる生命表を発明したのは、一七世紀の天文学者であるエドモンド・ハレー(1)だが、生命表の存在が広く人々に知れわたるのは一九世紀初頭の生命保険商品の拡大を待たなければならなかった、と言われている（Rothstein［2003］p51-53）。各人の未来の「健康」に関する予測や備えが、生命表という集合的なリスク情報に基づく保険商品の登場から可能になるという経験は、きわめて近代的かつテクニカルなものだと言える。

話を戻すと、人口集団の「健康水準」を表象するもう一つの代表的指標は、疾患の存否である（菊田［二〇〇九］四四～四五ページ）。〈生／死〉に加え、疾患の存否という事実の同一性に基づいて集団の「健康」を測定・評価し、それを「知」として蓄積していくのが公衆衛生（学）（Public Health）の基本的なあり方である。また、この場合の集団（public）とは、基本的には国民国家であり、国家間や過去との比較評価が前提になる。そのことは、私たちが地域別比較や大陸別比較のデータを目にする頻度が、国別のそれに比べて圧倒的に少ないことからも明らかだろう。
ところが、前章で詳述した新たな「健康」の指標化は、集団の「健康水準」の評価や介入のあり方にも変化をもたらすことになる。日本では、一九八八年に「Quality of Life研究会」が発足するなどして（萬代監修［一九九〇］参照）、医療の臨床場面における患者（とくに、完治不可能な慢性疾患）のＱＯＬないし主観的満足度を測定することの必要性が認識されるようになった（堀田［二〇一〇］一一二ページ）。

そのなかで、たとえば効用値を用いるなどして質的に重み付けした余命は「質調整生存年（Quality Adjusted Life Years：ＱＡＬＹ）」と呼ばれている。ただ、その「質」をどのような形で組み込むかはさまざまだ。このことは、前章で触れた「健康関連ＱＯＬ」が多様な形態をとりうるのと同じである。オーダーメードに対応するか、それとも疾患別に対応するか、さらには普遍的に妥当な「質」のファクターを選び出すかは立場によって異なる。(2)

（1）（Edmond Halley・一六五六〜一七四二）イギリスの天文学者。彗星の軌道計算と予測に関する業績で知られている。

（2）初期に行われたＱＯＬ指標開発研究の多くは慢性疾患、なかでも、がん患者を対象にした特異的なものが多かったとされている（中川［一九九五］一〇六ページ）。

そのＱＡＬＹの一つとしてここで着目したいのが、一九八〇年代に開発された「活動的平均余命（Active Life Expectancy）」という指標である。開発に携わったシドニー・カッツは、すでに触れたＡＤＬ概念の主唱者である（Katz et al [1983] 参照）。

彼が行ったのは、この概念を集団の「健康度」の指標として応用することだった。つまり、ＡＤＬをはじめとする「機能的な望ましさ（functional well-being）」を残したまま、あとどの程度の期間生存できるか、それを集団レベルで測る指標を考案したのである。一九七四年、アメリカのマサチューセッツで起こった出来事である。

「平均寿命」から「健康寿命」へ

集団の「健康水準」を測定する新たな取り組みは、日本でも一九八〇年代から公衆衛生学や保健科学の分野で進められ、一九九〇年代にはその成果も公表されるようになる。前章で触れた「老研式活動能力指標」も、わが国における高齢期の「健康度」の先駆けであった。

ここでもう一つ取り上げたいのが、東北大学医学部の調査研究グループである。このグループは、一九八八年から仙台市において六五歳以上の住民、三七〇四名を無作為抽出し、三年間で各人のＡＤＬの変化、「痴呆」（認知症）の有無の推移、生存状況のそれぞれについて大規模疫学調査を実施した。その結果、〈ＡＤＬ自立／非自立〉の生存期間の差異、さらに三年間のＡＤＬや

図5－1　「健康寿命とは」と題された図

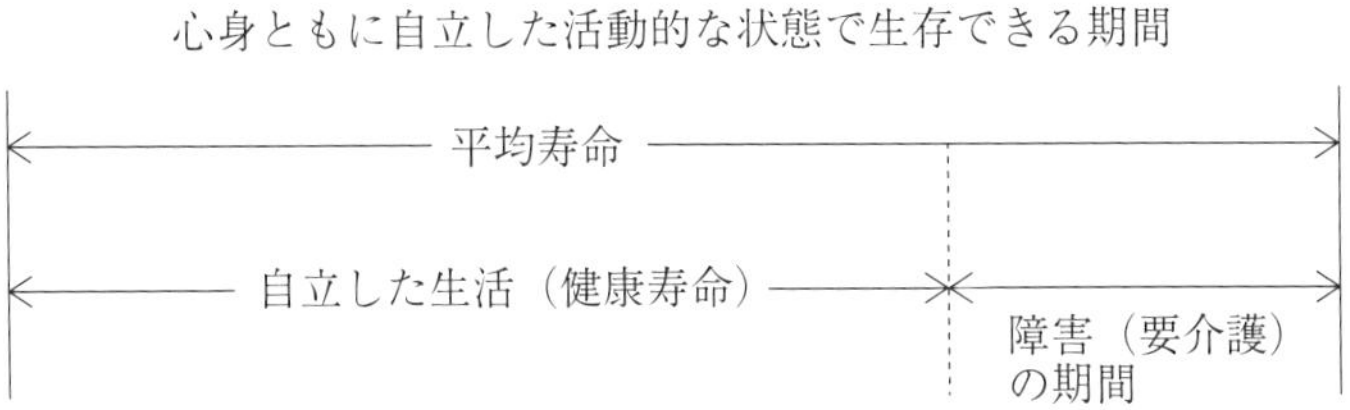

出典：辻［1998a］51ページ。

精神状況（痴呆）の変化が導き出され、他国や過去のデータとの比較に供されている。

　調査結果は省略するが、このときに用いられた指標は「老研式活動能力指標」よりずっと単純なものだった。それでもこのグループが注目に値するのは、彼らが「活動的平均余命」を「健康寿命」と名付けた点にある（**図5－1**参照）。オリジナルの名称である「Active Life Expectancy」のなかに「健康」を意味する語は用いられていないにもかかわらず、だ。

　こうした呼称の違いにはどのような含意があるのか。まずは、使用頻度を確認しておく。同じ意味を指す「活動的平均余命（or寿命）」という語が用いられた新聞記事および雑誌記事件数をデータベースで調べたが、結果はわずかにヒットしたのみだった。念のため、派生語である「活動的余命（or寿命）」も加えたが、結果はほぼ同じである。

　逆に、「健康寿命」を含む記事は、新聞も含めてすべての媒体で使用頻度が高かった（**表5－1**参照）。こうした使用頻度の違

表５－１　「健康寿命」および「活動的平均余命」などを含む記事件数（～2010年12月31日）

		活動的平均余命（活動的平均寿命）	活動的余命（活動的寿命）	健康寿命
新聞記事	聞蔵Ⅱビジュアル	0	0	194
	ヨミダス歴史館	2	2	253
CiNii		10	10	297
MAGAZINEPLUS		7	8	279
大宅荘一文庫雑誌記事索引検索 Web 版		0	0	51

出典：各データベースより筆者作成。

いは、言葉の意味的な正しさではなく、運用上の用いられやすさを表していると推察できる。というのも、意味の正確さが期されるのであれば、直訳に近い「活動的平均余（寿）命」のほうが頻用されるはずだからだ。

また、集団の「健康度」を語る準拠点が〈生／死〉だけであるとすれば、「健康寿命」という概念化は不可能である。〈生／死〉以外の出来事に準拠して「健康」の操作的な定義が可能であるという前提があって初めて、「健康寿命」は「平均寿命」から区別されうる。ここには、「健康」の価値としての相対性ではなく、語の運用上の野放図さ、あるいはそうした使用をやり過ごさせる機制がある。それは、前章で確認した「健康」の手段化・指標化の連続線上にあると、ひとまずは言えるだろう。

この調査グループを主導したのは、のちに介護保険制度の改正にも深くかかわることにもなる辻一郎である[3]。辻はリハビリテーション医学から公衆衛生学に転じ、調査では「障害の発生率」を抑えるという課題を掲げていた。後述する老人保健事業や介護予防、予防給付に関する検討会などにも、次々と委員として招聘されていく人物である。

『健康寿命』（麦秋社、一九九八年）という著作では、福祉ニーズの拡充が一九九〇年代の保健・医療・福祉の主流をなしてきたが、「『寝たきりになっても安心できるだけの用意はできています よ』と言われて喜ぶ人はいないでしょう。できるだけ健康な寿命を延ばし、心身の障害を抱えて暮らす期間を最小限にしたいというのが、多くの人の願いのはず」だとし、「予防医学（保健）サービスを拡充して障害予防を推進すること」の必要性を訴えている（辻［一九九八a］一九一～一九二ページ）。

さらに辻は、雑誌〈保健婦雑誌〉のなかで、「健康寿命」の地域間比較の重要性を示唆しながら「平均寿命」との関係を論じている。曰く、「健康寿命は延びずに平均寿命が延びた場合（障害期間の延長）、その長寿は喜ぶに値」せず、求めるべきは「平均寿命の延び以上に健康寿命を延ばすことである（障害期間の短縮）」だとしている。そして、「この場合、人々は長寿を謳歌し、医療福祉資源への負担も減り、社会の繁栄が期待される」と持論を展開した（辻［一九九八b］一一一ページ）。

（3）　本文中で触れたもの以外に、岩波アクティブ新書から『のばそう健康寿命』（辻［二〇〇四a］）、社会保険研究所が発行した『介護予防のねらいと戦略』（辻［二〇〇六］）という著書がある。

平成一二年版『厚生白書』（副題「新しい高齢者像を求めて――二一世紀の高齢社会を迎えるにあたって」）も、「健康寿命」という考え方を「単なる寿命の延長」に対置する形で紹介している。ここでも、「高齢者自身にとって、また、社会全体にとって、これからの真に豊かな長寿社会を達成するためには、できるだけ長く、より【自立】した期間を過ごすことができる『健康な長寿』を実現していくこと」の重要性が訴えられている（厚生省監修［二〇〇〇］六一～六二ページ。傍点は引用者、【 】カッコは原文ママ）。

このように、「平均寿命」が「単なる寿命の延長」にすぎないものとして相対的に低く評価される一方、「健康寿命」はその延伸によって「人々の長寿の謳歌」、「医療福祉資源の負担減」、「社会の繁栄」があたかも同期するかのような何かとして積極的に語られることになる。

専門家のテクスト以外に、似たような語りを見いだすことも容易である。たとえば、「長生きしても、食事がおいしく食べられず、家族や友人との楽しい語らいがなくては、喜びも半減する。最後まで元気で自立し、心豊かな人生を過ごすべく健康寿命を延ばしてこそ、本当の意味での長寿国といえるのではないだろうか」といった朝日新聞への投稿記事（一九九七年九月九日付朝刊）や、老人医療費の伸びを懸念しながら「医療に頼りすぎない［長野県］佐久のようなＰＰＫ［ピンピンコロリ］の里をできるだけ増やしたい」とする毎日新聞の記事もある（二〇〇〇年六月二一日付大阪夕刊、「論説室より　医療に頼らぬ老人元気な里」というタイトルの記事。［ ］カッコ内は引用者）。

さらに、辻のテクストで注目すべきなのは、自己目的化する「健康ブーム」にも批判を浴びせている点だ。二〇〇一年に岩波新書として出版された『健康ブームを問う』では、辻は編著者である飯島裕一の対談者として登場し、メディアによる外からの情報に左右されない「自分探し」や「自分づくり」の大切さを強調しつつ、「予防」による医療、社会福祉、介護保険に対するニーズの減少が見込めるといった持論を展開している（飯島編著［二〇〇一］参照）。

二〇〇四年の著作でも、「健康という幻想」という見出しのもと、「そもそも『健康になるために何かを行う』という発想自体が逆転している」ように感じると語っている。そして、「日本では、健康にとって最も重要な習慣は何一つ変えずに、それ以外のところで『健康ブーム』が進行しているという矛盾」があり、「健康というものは客観的な数値で表現できるものではなく、自己の根源に関わる内在的なものではないか」とし、「外的な理想状態」に依存する日本人への批判を展開している（辻［二〇〇四a］一六三〜一六五ページ）。

なお『健康ブームを問う』には、辻以外にも医学者や医師をはじめとして、ジャーナリストの水野肇らが対談者として登場している。前述したように、一九七〇年代以降の「健康ブーム」言説の主な発信源は、社会評論の担い手である批評家や学者たちであった。そして、一九八〇年代後半になると、マスコミによる「健康」情報の氾濫と悪徳業者による危険性がジャーナリスティックに批判されたが、二〇〇〇年を前後するころには良心的な専門家が科学的有効性に基づいて「正確」な情報を提供することが、「健康ブーム」への妥当な対処として広く語られることになる。

このように、「健康ブーム」言説は管理社会や専門家支配への批判から、氾濫する情報の精査と専門家の説明責任といった語りに収斂していったように見える。手段としての「健康」のテクニカルな増進を唱道する専門家らが、批判的な「健康ブーム」言説を共有できるようになるのもそのためだったと考えられる。

国保ヘルスアップモデル事業

二〇〇〇年代に入ると、「健康寿命」とその延伸は政策的な目標に掲げられることになる。その嚆矢とも言える健康日本21では、前章でも触れたリスクファクターとしての生活習慣に関する具体的な数値目標が設定され、「生活習慣病」の予防と「健康寿命の延伸」を国民的な運動として推進することが強く打ち出された。

生活の習慣や様式が慢性疾患のリスクファクターであることは、すでに「成人病」概念が用いられていた一九八〇年代から指摘されていたが[(4)]、第3章でも触れたように、当時の事業には具体的な施策の成果を評価する枠組みが採用されていなかった。この点が、二〇〇〇年代以降との大きな違いである。

ただ、健康日本21は市町村による地方計画策定を推奨していたが、開始から一年半の時点で全市町村のわずか四パーセントしか策定作業に取り組んでいなかった。その理由の一つが法的な根拠の脆弱さであった。

二〇〇一年一一月には、政府・与党社会保障改革協議会が提出した「医療制度改革大綱」のなかで「健康寿命」の延伸を図ることが明記され、これによって二〇〇二年の健康増進法の制定が後押しされた。二〇〇二年四月、厚生労働省は「健康増進法案」に関する講演会を開催しているが、ここで同法案成立の一番の趣旨は市町村計画の策定を後押しすることであったとされている。(5)

重要なのは、健康日本21の制定以後、自治体や保険制度、さらには研究機関による保健事業への参画が政策的に推進されるようになった点である。たとえば、二〇〇二年度から厚生労働省保険局と国保中央会が市町村における健康増進のモデル事業を開始している。保険者「国保ヘルスアップモデル事業」と称されたこの事業は、三年間という時限が設定され、

（4）　たとえば、第5章で触れた『健康産業の振興に関する研究報告書』（一九八六年）では、成人病が「慢性に経過する非感染症の疾患であって、疾病成立の危険因子（risk factor）は、個人の資質や生活様式のなか」にあり、「通常その予防の実践は公的な責任よりも、個人の責任の比重が極めて大きい」ことが記されている（新福祉政策研究会編［一九八七］二三八ページ）。

（5）　〈社会保険旬報〉二〇〇二年五月一日号（通号二一三三）、二九ページ。

である市町村と事業実施者（国保直診施設など）が「生活習慣病予備軍」を対象に「個別健康支援プログラム」を開発し、大学をはじめとする第三者が事業の分析・評価に関与するという特徴をもっていた（初年度である二〇〇二年度は八市町村が参加）。

数値目標は、生化学的検査で明らかになるものと、参加者自身による「生活習慣」の記録に基づくものとの二種類が設定された（**表5－2**参照）。さらに、「健康度」の指標化・設定だけではなく、事業全体の評価にコスト分析を含む医療経済効果分析が含まれることになった。

元厚生官僚で全国社会保険協会連合会副理事長の伊藤雅治は、対談のなかで、生活習慣病では「予防と治療の境界線がファジー」になるとしたうえで、「保険者として考えると、保険者が医療費の支出・給付をするし、保健事業でもお金を出している。このことを突き詰めていくと、保険者の立場に立った最適なお金の使い方はどういう形なのか」と問いを投げ掛けている。そして、それを検証する「エビデンスの積み重ね」の必要性を強調した（伊藤ほか［二〇〇二］一一ページ）。

また、二〇〇三年三月には国保中央会理事長の北郷勲夫が「国民皆保険存続への提唱――医療費削減策『予防給付か保健事業か』」と題した講演で、前章で触れた長野県の事例を出しながら、保険財源による「予防給付」の必要性と、その将来的な導入を見据えた保健事業の意義を訴えている。

表５－２　「『疫学手法による結果の評価』に関するレポート作成手順」に記された「数値目標」の記入例

身体状況	血圧		収縮期血圧	３mmHg 低下
			拡張期血圧	３mmHg 低下
	血液化学検査	脂質代謝	総コレステロール	10mg/dl 低下
			HDL コレステロール	10mg/dl 低下　５mg/dl 上昇
			LDL コレステロール	10mg/dl 低下
		糖代謝	中性脂肪	20mg/dl 低下
			空腹時血糖	10mg/dl 低下
			ヘモグロビン A1c	0.2% 低下
	形態測定		体重	1.5kg 低下
生活習慣（行動）	食生活		食事の規則正しさ	30％増加
	喫煙状況		喫煙の有無	禁煙達成率40％
				禁煙を試みた人80％
			喫煙本数	平均10本以下
			禁煙への関心	0.5段階アップ
	運動状況		１日の歩数	１万歩以上歩く人を10％増加

出典：2004年11月８日、国保ヘルスアップモデル事業市町村会議資料。

慢性疾患や「寝たきり」をめぐる問題のリスク論的な構成が、介入や評価を行う主体やテクニックの多元化へとつながったことはすでに指摘したとおりだが、次にそれらは、保険制度という(準)公的な場にも波及することになる。これ以後、保険制度と保健事業との連携がいよいよ本格的に模索されていく。(6)

2 予防と支援をめぐって

〝協働〟としての「介護予防」

二〇〇〇年度から開始された公的介護保険制度は、四〇歳以上の住民が納める保険料と公費をもとに、市町村が保険者となって運営される社会保険制度である。ただ、制度確立のプロセスにおいて、財源調達の仕組みを社会保険方式にするか、それとも税方式にするか、さらに前者を選択した場合に何が保険者となるのか、という論点は重要な問題であった(結城[二〇一二]参照)。最終的に社会保険方式が選択され、基礎自治体が保険者を務めることになった。

その重要な論拠となったのが、税方式では利用者の選択の自由度が担保されないという点であった。高齢者福祉における介護保険制度の創設は、措置制度による選別主義的な福祉を脱して、誰しもがニーズに応じて、住み慣れた地域でのサービスを受け取ることができるという普遍主義的で分権的な改革を象徴するものだった（宮本［二〇一〇］一五二〜一五六ページ）。

そのため、税方式では義務履行が顕在化しづらく、利用に際しての権利に制限がかかるのではないか、逆に保険料納付の事実さえあればサービス利用において権利主体として振る舞えるのではないか——こうした〝権利と義務〟の意味論が社会保険の採用を強く後押ししたのである。このことは、「高齢者介護・自立支援システム研究会」の報告書「新たな高齢者介護システムの構築を目指して」（一九九四年）のなかでとくに強調され、また参画したメンバーも積極的にそれを主張した(7)。

制度利用の手続きも確認しておきたい。介護保険制度では、サービスを利用したいと望む本人が利用申請をし、それを受けて市町村が調査員を派遣して認定調査を実施する。その結果に主治医意見書をあわせた情報をコンピュータソフトに入力して、介護にかかる時間を算出する（一次判定）。このとき、「生活援助」と呼ばれる行為（清掃、調理、洗濯など）や介助する人々とのさまざまなやり取りは調査対象とならず、「観察しやすい身体接触」が計算可能な要素＝時間とし

（6）〈社会保険旬報〉二〇〇三年四月一日号（通号二一六七）、五ページ。
（7）医療経済学者である二木立の整理を参考にしている（二木［二〇〇七］二六〜三四ページ）。

て特権化される。

最終的に、それをもとに市町村の合議体である介護認定審査会が実施され、介護が必要な度合いとしての「要介護度」の認定が確定する（二次判定）。サービス利用時には、利用者は自己負担一割の納付義務履行を経て、要介護度別に上限額内での現物受給が利用可能になる。(8) サービス内容や期間（ケアプラン）については、介護支援専門員（ケアマネージャー）とともに利用者が決定するが、最長でも年に一回、要介護・要支援認定は更新されなければならないことになっている。

以上を整理すると、ポイントは次の二点になる。

❶「介護の社会化」をめぐる財源調達の方式として社会保険方式（↕税方式）が採用されたこと。

❷介護の必要量がコンピューター判定や専門家らの意見を交えて、数回にわたって客観的に算出される要介護認定制度（↕措置制度）がつくり出されたこと。

これらをふまえたうえで、「介護予防」という概念とそれをめぐる言説の布置を見ていきたい。「介護予防」とは「高齢者ができる限り要介護状態に陥ることなく、健康で生き生きとした生活を送れるように支援すること（介護予防）」という意味で、一九九九年ごろから用いられるようになった行政概念である。(9) 予防的な保健事業は、すでに一九八三年に制定された老人保健法によって、国、都道府県、および各種健康保険からの拠出金を財源として制度化されていた。また、一九八九年の「寝たきり老人ゼロ作戦」でも脳血管疾患のリハビリテーション、在宅医療サービスの充実と専門的人材の確保が進められてきた。

ところが、二〇〇〇年度からは老人福祉制度でも「介護予防・生活支援事業」（二〇〇三年度から「介護予防・地域支え合い事業」に改称）が開始されることになった。つまり、保健に加えて福祉予算での予防的な施策がスタートしたのである。

とはいえ、「介護予防・生活支援事業」の前身は「在宅高齢者保健福祉推進支援事業」という在宅での生活（配食、移送、寝具管理、入浴）を支援する事業であった。当時問題になったのは、介護保険制度への移行にともなって、要介護認定でサービスが利用できなくなってしまう人々（「非該当」判定者）が出ることだった。「介護予防・生活支援事業」とは、実はそうした人々を主たる対象として新設された、急場しのぎの仕組みだったのである。[10]

二つの点について確認しておきたい。

（８）　要介護認定の導入プロセスに関する批判的な議論として、石田・住居（一九九九）を参照のこと。

（９）　この定義は、旧厚生省の老人保健福祉計画の趣旨に記されたものとなっている（大渕［二〇〇三ｂ］一二七ページ）。

まず、「介護予防・生活支援事業」においては、初めから専門家による介入が期待されていたわけではなかったという点である。たしかに、保健師や公衆衛生、体力・健康科学系の専門家が、「高齢者」の「健康度」の指標化や介入のあり方に傾注していった側面はあった。しかし、たとえば一九九四年から全国社会福祉協議会が推進してきた「ふれあい・いきいきサロン」（国庫補助事業）では、住民自身が企画立案し、それを社会福祉協議会が支援するという体制がとられていた。その事業の積み重ねが「介護予防」の施策化へと合流していくことになるわけだが、その源流には、地域住民による独自の「寝たきり」予防の取り組みが存在していたのである。

雑誌〈総合ケア〉は、『介護予防——元気高齢者をつくろう』と題した別冊書籍のなかで、世田谷区社会福祉協議会が開催した「平成一三年度コミュニティケアマネジメント研究大会IN世田谷」の様子を伝えるとともに、「介護予防」にまつわる「先進事例」を紹介している（竹内編［二〇〇二］参照）。その理論的・実践的な支柱である竹内孝仁[11]は、老人クラブとも関係の深いリハビリテーション医学の専門家である。

その彼が「寝たきり」（痴呆）の予防でとくに強調していたのが、地域に住む「高齢者」の「閉じこもり」の予防、すなわち「外出支援」であった。その仕組みづくりは、住民が主導し、社会福祉協議会が支援するという形をとっていた。

また、一九九六年に地域福祉推進条例が制定された際、世田谷区地域保健福祉審議会が設置され、翌一九九七年には「世田谷・地域保健福祉社会の構築――パートナーシップによる保健福祉のまちづくりを目指して」が答申された。このなかで、「区民と事業者と行政がそれぞれの主体性をもって対等の立場から、パートナーシップに基づいて地域の問題を解決する仕組みづくり」として「新しい公共」という理念も提起された（前掲書、七〇ページ）。ここで強調されたパートナーシップは、前章で見た「ユニット」が強調した〝協働〟の論理とも並行している。

二点目に指摘したいことは、制度の枠組みについてである。繰り返しになるが、介護保険の「非該当」判定者の存在は現場では切実な問題だった。そこに、上部組織をもたない福祉系の草の根ボランティア団体（約六〇〇組織）が中心となり、二〇〇〇年に「市民互助団体全国協議会」が発足する。そこで課題として挙がったのは、保険枠外としてボランティアで行われる事業、つまり「介護予防事業」をいかに確保するかであった。

---

(10)　一九九九年一一月に介護保険円滑実施のために打ち出された「特別対策」のなかに、この「介護予防・生活支援事業」が含まれていたが、従来の「在宅高齢者保健福祉推進支援事業」の四倍にあたる三六七億円が計上された（山崎［二〇〇〇］一三ページ）。

(11)　（一九四一〜）東京生まれ。医学博士。国際医療福祉大学大学院教授。著作に『認知症のケア――認知症を治す理論と実際』（年友企画、二〇〇五年）、『家族で治そう認知症』（年友企画、二〇〇八年）など多数。

2000年度

介護予防・生活支援事業
（367億円）
1．市町村事業
○高齢者等の生活支援事業
・配食サービス事業
・外出支援サービス事業
・寝具類等洗濯乾燥消毒サービス事業
・軽度生活援助事業
・住宅改修支援事業
・訪問理美容サービス事業
・高齢者共同生活（グループリビング）支援事業
○介護予防・生きがい活動支援事業
・介護予防事業
a. 転倒骨折予防教室
b. アクティビティ・痴呆介護教室
c. ＩＡＤＬ訓練事業
d. 地域住民グループ事業
・高齢者食生活改善事業
・運動指導事業
・生きがい活動支援通所事業
・生活管理指導事業
a. 生活管理指導員派遣事業
b. 生活管理指導員短期宿泊事業

家族介護支援事業（100億円）
・家族介護教室
・介護用品の支給
・家族介護者交流事業（元気回復事業）
・家族介護者ヘルパー受講支援事業
・徘徊高齢者家族支援サービス事業
・家族介護慰労事業

○高齢者の生きがいと健康づくり推進事業
○緊急通報体制等整備事業
○寝たきり予防対策事業（寝たきり予防対策普及啓発事業）
○健やかで活力あるまちづくり基本計画策定・普及啓発推進事業
2．都道府県・指定都市事業
○高齢者自身の取り組み支援事業
○寝たきり予防対策事業
・寝たきり予防対策普及啓発事業

3．老人クラブ活動等事業
老人保健事業
・介護家族健康教育
・介護家族健康相談
・機能訓練Ｂ型

2001～02年度

介護予防・生活支援事業（500億円）
1．市町村事業
○高齢者等の生活支援事業
・外出支援サービス事業
・寝具類等洗濯乾燥消毒サービス事業
・軽度生活援助事業
・住宅改修支援事業
・訪問理美容サービス事業
・高齢者共同生活（グループリビング）支援事業
○介護予防・生きがい活動支援事業
・介護予防事業
a. 転倒骨折予防教室
b. アクティビティ・痴呆介護教室
c. ＩＡＤＬ訓練事業
d. 地域住民グループ支援事業
・高齢者食生活改善事業
・運動指導事業
・生きがい活動支援通所事業
・生活管理指導事業
a. 生活管理指導員派遣事業
b. 生活管理指導員短期宿泊事業
14'・「食」の自立支援事業
○家族介護支援事業
・家族介護教室
・介護用品の支給
・家族介護者交流事業（元気回復事業）
・家族介護者ヘルパー受講支援事業
・徘徊高齢者家族支援サービス事業
・家族介護慰労事業
14'・痴呆性高齢者家族やすらぎ支援事業
14' ○在宅介護支援事業
・高齢者実態把握事業
・介護予防プラン作成事業
○高齢者の生きがいと健康づくり推進事業
13' ○成年後見制度利用支援事業
○緊急通報体制等整備事業
○寝たきり予防対策事業（寝たきり予防対策普及啓発事業）
○健やかで活力あるまちづくり基本計画策定・普及啓発推進事業
13' ○高齢者地域支援体制整備・評価事業
14' ○高齢者住宅等安心確保事業
2．都道府県・指定都市事業
○高齢者自身の取り組み支援事業
○寝たきり予防対策事業
・寝たきり予防対策普及啓発事業
13' ○介護予防指導者養成事業
13' ○高齢者訪問支援活動推進事業
13' ○高齢者に関する介護知識・技術等普及促進事業
13' ○高齢者地域支援体制整備・評価事業
14' ○老人性痴呆指導対策事業
3．老人クラブ活動等事業

13'～本事業のメニューとして費用負担
老人保健事業
・介護家族健康教育
・介護家族健康相談
・機能訓練Ｂ型

出典：鏡編著［2005］32～33ページを参考に筆者作成。

図５－２　「介護予防・生活支援事業」のメニューの変遷

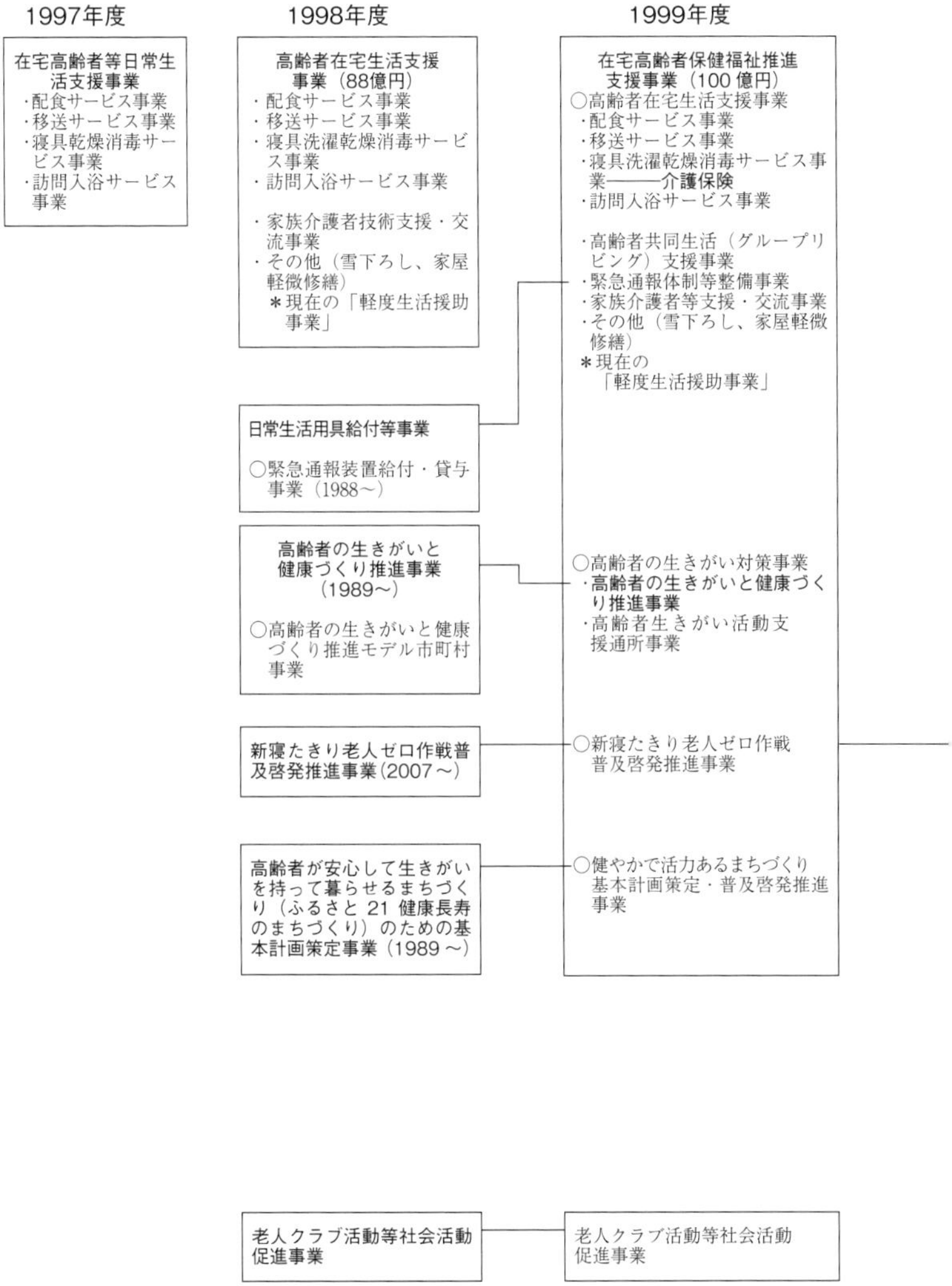
1997年度
1998年度
1999年度
在宅高齢者等日常生活支援事業
·配食サービス事業
·移送サービス事業
·寝具乾燥消毒サービス事業
·訪問入浴サービス事業
高齢者在宅生活支援事業（88億円）
·配食サービス事業
·移送サービス事業
·寝具洗濯乾燥消毒サービス事業
·訪問入浴サービス事業
·家族介護者技術支援・交流事業
·その他（雪下ろし、家屋軽微修繕）
＊現在の「軽度生活援助事業」
日常生活用具給付等事業
○緊急通報装置給付・貸与事業（1988～）
高齢者の生きがいと健康づくり推進事業（1989～）
○高齢者の生きがいと健康づくり推進モデル市町村事業
新寝たきり老人ゼロ作戦普及啓発推進事業（2007～）
高齢者が安心して生きがいを持って暮らせるまちづくり（ふるさと21健康長寿のまちづくり）のための基本計画策定事業（1989～）
老人クラブ活動等社会活動促進事業
在宅高齢者保健福祉推進支援事業（100億円）
○高齢者在宅生活支援事業
·配食サービス事業
·移送サービス事業
·寝具洗濯乾燥消毒サービス事業———介護保険
·訪問入浴サービス事業
·高齢者共同生活（グループリビング）支援事業
·緊急通報体制等整備事業
·家族介護者等支援・交流事業
·その他（雪下ろし、家屋軽微修繕）
＊現在の「軽度生活援助事業」
○高齢者の生きがい対策事業
·高齢者の生きがいと健康づくり推進事業
·高齢者生きがい活動支援通所事業
○新寝たきり老人ゼロ作戦普及啓発推進事業
○健やかで活力あるまちづくり基本計画策定・普及啓発推進事業
老人クラブ活動等社会活動促進事業

同専務理事の高畑敬一（NPO法人「ニッポン・アクティブライフ・クラブ」会長）は、介護保険制度が開始されたのち、指定居宅サービス事業者になるようすすめられたが、保険枠外での活動こそボランティアの存在意義だとしてこれを固辞している（高畑［二〇〇〇］四八ページ）。つまり「介護予防」とは、サービス内容を区別するためではなく、制度の枠組み（財源）やサービス提供主体を区別する名称として用いられていたのである[12]。

一九九〇年代は、ボランティアの全般的な政策化が進展した時期だった。福祉領域はとくに盛んで、全国社会福祉協議会が実施した「住民参加型在宅福祉サービス団体活動実態調査」では、一九八七年に一二一団体であったこの種の団体は、一九九五年には八六一にまでその数を延ばしている（林・今田編［一九九九］一一〇ページ）。

指摘しておかなければならないのは、当時の社会保障分野におけるボランティアの推進が、単に上からの動員や公共サービスの肩代わりといった文脈で語られていたわけではなかったという点である。むしろ、各供給主体の自律性や、サービス供給における行政の責任を明確化したうえで、従来の成果のうえに新たな福祉供給の多元化を図っていくことの必要性が、公的な文書などでもたびたび強調されていたのである（仁平［二〇一一］三七一～三七二ページ）。「介護予防」をめぐる諸々の実践もまた、こうした文脈にあったと言える。

保険制度の「限界」

このように、二〇〇〇年にはじまった「介護予防・生活支援事業」は、必ずしも初めから社会保障費を抑制するという意図のもとにあったわけではなかった。福祉予算として大型の公費負担が組まれただけでなく、専門家らもそうした趣旨に沿った発言をしていた。

介護保険制度創設に深くかかわった医師の岡本祐三(13)は、著書『介護予防――寝たきりを防ぐ暮らしのヒント』（法研、二〇〇一年）のなかで、「行為の自立」と「決定の自立」を区別したうえで「介護予防」の必要性を論じている。とりわけ、「決定の自立」を「人の助けがなくては実行できなくても、独自の好みと価値観を持つことができること」と考え、長期的に施設を利用したりする「お年寄り」には、このことがますます大切になると述べている。

そのうえで、「その日、どんな靴を履き、どんな服を着たいのか、日常生活の中で自分らしい

(12)〈ばんぶう〉二〇〇〇年五月号、一三六～一三八ページ。記事の見出しは「ルポ・福祉系ＮＰＯ法人が大同団結！『市民互助団体全国協議会』設立――『枠外』『介護予防』事業の拡充へ向け経営管理や事務管理面をサポート」となっている。

(13)（一九四三～）大阪生まれ。医師。医療や福祉に関する著述で知られる。主な著作に『医療と福祉の新時代――「寝たきり老人」はゼロにできる』（日本評論社、一九九三年）、『高齢者医療と福祉』（岩波書店、一九九五年）などがある。

ライフスタイルを保ち続けるためには、どういう生活環境が望ましいか、どのように発想を変えたり、広げる必要があるのか、個人としてどんな工夫が必要か、どんな援助を求めればよいのかなど」も「介護予防」の方法論に含めると記している（前掲書、一九～二〇ページ。傍点は引用者）。

実際、この本のなかでは「転倒予防」に加えてデイサービス、住宅改修、配食サービス、移送サービスの活用の仕方が平易に書かれている。つまり、能力としての〈自立〉を維持する方法論と、「決定の自立」＝【自立】にかかわる「生活支援」のサービス利用の促進は、ここでは並置されているのである。

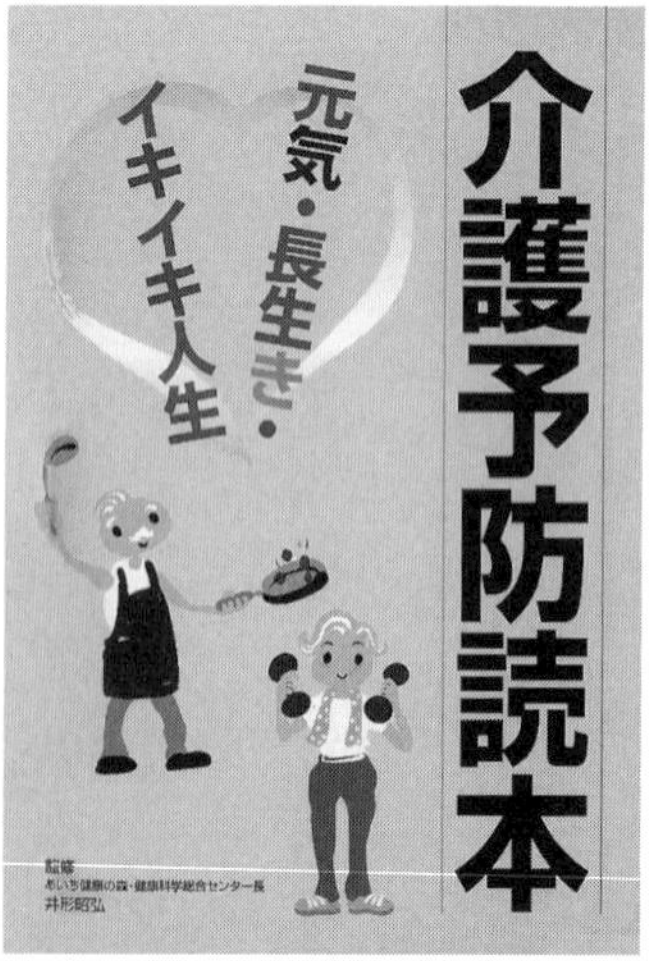

また、井形昭弘が監修した『介護予防読本』も、トレーニング・プログラムなどに加え、「軽度生活援助」や住宅改修費の補助といった保険利用のサービス以外の制度をどのように活用したらよいか、その方法を詳細に説明している（井形監修［二〇〇二］参照）。

このように、「介護予防」の意味内容には当初、予防と他者からの支援が同等のものとして含まれていた。つまり、「寝たきり」を予防しなければならないので、他者による支援も必要である、という考え方がとられていたのである。ところが、介護保険制度が抱える限界や問題点を乗り越えるものとして、「介護予防」を位置づけようとする動きが生じてくる。一つに、制度のモラルハザードという観点からその限界が語られる。

厚生省老人保健福祉局老人保健福祉計画課（当時）の山崎史郎は、予防の重要性を指摘しつつ、「高齢者にとって一番の望みは、保険制度がどんなに充実したものになったとしても、その対象にならないこと」、「高齢になっても要介護状態に陥ることなく、健康で生き生きとした生活を続けていけること」なのだが、保険自体がそれを進めるメカニズムをもっていないとしている（山崎［一九九九］七～八ページ。傍点は引用者）。

こうした発言は、保健事業やリハビリテーションに従事する人々からも発せられるようになる。たとえば、北里大学助教授（当時）の大渕修一が「インセンティブ」という語を用いて制度の欠陥を論じている。

それによれば、「介護保険は心身機能が低ければ低いほど、高い給付金を得るシステム」であり、「心身機能が高いことをよしとする定義に従えば負のインセンティブ」が働いていることになるという。具体的には、要介護認定の一次判定で要介護度が上がったとしても、「給付金を下げることは市民からのクレームにつながりやすいので」、行政側は最終的には引き下げる判定を出さないのではないかというのである。したがって、保険者や被保険者には「健康で自立した生活を送るための、正のインセンティブが必要」だとしている（大渕［二〇〇三a］一二七ページ）。

さらに、従来の給付サービスの内容を批判する文脈で、予防の重要性を訴えるテクストもある。地域保健研究会の田中甲子が朝日新聞（一九九九年九月三日付朝刊）の「論壇」に寄稿した「介護予防サービスに目を向けよ」という記事がそれだ。

田中によれば、「要支援ランクは、まだ予防効果が期待できる状態」だが、「現在示されているような六万円分の介護サービスでは早晩、状態が悪化し」かねないという。そのうえで、「要支援の人が要介護1になれば、月額六万円の上限が一挙に三倍近い十七万円に跳ね上がり、住民にとっても自治体にとっても負担が増す要因となる」と、財政問題を絡めて議論を展開する。

また、「高齢者の身になれば、たとえ最高三十五万円分の介護サービスが受けられるとしても、寝たきりになりたいとは思わないはずだ」、そうした「寝たきり」になる「期間を限りなくゼロに近くし、自立した状態で生きたいというのがだれもの願いだ」と、山崎同様、「高齢者」一般の幸福を先取りすることで予防を正当化している。そして最後に、「高齢者の自立と介護保険の健全運営という一石二鳥になりうる介護予防に、自治体の積極的な取り組みと国の支援を望みたい」と訴えている。

自己決定権としての【自立】という理念に沿えば、その金額がどうあれ、利用者は制度が提供するサービスを受けてよいことになるが、ここでは生活上の「手助け」がいらない状態を実現すること＝〈自立〉のほうが強調されていることが分かる。

こうして「介護予防」は、行政官僚、リハビリテーションや保健領域の専門家らによって、「高齢者」の〈自立〉のための動機づけをもちえない保険者（自治体）を問題化し、それを解決するプログラムという位置を与えることになる。

介護の〝加害性〟（？）

二〇〇三年、介護保険制度の五年に一度の見直しに向けて、厚生労働省が動き出す。同年三月、中村秀一老健局長私的研究会として「高齢者介護研究会」[14]が創設された。そして七月には、同局長私的研究会「高齢者リハビリテーション研究会」（以下「リハ研」と略記）[15]が開催された。

これら二つの研究会が出した報告書で強調されたのは、一つに「軽度の要介護者が急増している」という点と、「これまでの事業では介護予防の効果があがっていない」という二点であった。後者については、従来の「要支援」該当者がそれ以外の要介護度の利用者に比して要介護度の「悪

（14）座長・堀田力。報告書「二〇一五年の高齢者介護に向けて～高齢者の尊厳を支えるケアの確立に向けて～」を出している。

（15）座長・上田敏。報告書「高齢者リハビリテーションのあるべき方法」を出している。

化率」が高かったことが論拠にされた。これを示したのが川越雅弘（日医総研主任研究員）による鳥取県下の一地域の追跡調査であったが、その解釈の妥当性については、すでに実証レベルで問題があることが指摘されている(16)。

しかし重要なことは、「介護が必要な度合い」を示す指標であったはずの要介護度が〈改善／悪化〉という規範的な区別とともに語られはじめたこと、さらに生活支援型の給付サービスが要介護度を「悪化」させたという語りが登場した点である。

とりわけ、「リハ研」の報告書は、調査結果を受ける形で「要支援」該当者に対するサービスの内容を厳しく批判した。文中では、サービスに対して「家事代行」という表現が用いられ、「廃用症候群」というリハビリテーション医学の概念ももち出されている。「廃用症候群」とは、筋萎縮、骨萎縮、関節拘縮、起立性低血圧といった「過度」の安静による生体機能の低下を意味する(17)。

また報告書では、介護の領域においても「過剰な介護」によって「廃用症候群」が生じており、「歩行や、立って活動を行うことが困難になると在宅での日常生活の活動が低下し、地域社会への参加も難しくなる」ことも指摘された（高齢者リハビリテーション研究会［二〇〇四］）。

この後、「つくられた寝たきりとつくられた歩行不能」・「つくられた家事不能」という見出しのもとに「過剰な介護」の具体的な様相が記される。

車いすには利用者の参加の拡大につながる一面があることは確かである。しかしながら、訓練のときは歩けるのに、実用歩行訓練が不十分なまま、実生活では車いすを使わせたり、歩行ができるのに車いす介助で移動させるなど不適切かつ尊厳に欠けるような車いすの使用がなされる場合がある（中略）また、例えば、調理などの家事を行う能力があるにもかかわらず、訪問介護による家事代行を利用することにより、能力が次第に低下して、家事不能に陥る場合もある（高齢者リハビリテーション研究会［二〇〇三］。傍点は引用者）

車椅子の使用は患者・利用者の「自己決定権の尊重」に結び付くものであり、その使用（貸与）はインフォームド・コンセントに基づいたものでなければならないと主張するのが、リハビリテ

(16)　岡本祐三は「家事援助（訪問介護サービス）→利用者の怠け者化→廃用症候群の大量生産」という仮説が、軽度利用者のサービス利用頻度からしてまったく正当化されうるものではないと批判している（岡本［二〇〇六］参照）。二木立も、一年間の要介護状態の維持・改善率が軽度者と中・重度者との間でほとんど差がないことを、厚生省のデータから明らかにしている（二木［二〇〇七］参照）。

(17)　リハビリテーション医学にとって術後の介入によって「廃用症候群」を防止することは第一義的な実践上の意味を有する。上田敏によれば、これはリハビリテーション医学の「科学性」（介入実験による検証）を支える概念でもあるという（上田［一九八七］五〇ページ）。

ーション医学の専門家である大川弥生[18]である。「リハ研」に参画していた大川は、「『車いす偏重』から脱却することが日本のリハビリテーションや介護の質的向上の大きな突破口」だと明確に主張している（大川［二〇〇四］二五ページ）。

大川によれば、現実には十分な説明や同意もないままに車椅子の使用を「専門家だけの思い込みで決めていることが多いよう」であり、それ以外の方法がないのかをよく考えてから同意するようにと利用者の注意を喚起している（前掲書、一三三～一三四ページ）。

では、同意がとれればいいのかと言えば、そうでもない。大川のテクストは、明らかにそれ以上のことを語っている。大川は、リハビリテーションによって炊事や外出ができるようになっていった患者の例を挙げ、リハビリテーションがそうした結果を出すことが「人間らしく生きる権利の回復（全人間的復権）」につながると主張している[19]。

こうした加害性の語りは、並列ないし順接の関係にあった予防と支援との関係を、対立の場へともち込むことになる。さらにそれによって、〈自立に寄与する支援＝予防／自立を妨げる支援〉という区別が有意味なものとして機能しはじめる。たとえば、都老研の鈴木隆雄[20]は、「軽度の受給者」の増加に触れつつ「異常な老化による体力低下に基づく、さまざまな生活機能の障害が介護の原因であるとなれば、安易に車椅子を提供するのではなく、体力増強や改善による生活自立の取り組みこそが、生活の質（ＱＯＬ）の維持であり、介護予防の中核となるべき」だと主張している（鈴木［二〇〇五］一〇～一一ページ）。

「自立支援」の意味内容の変化は、『厚生白書』（『厚生労働白書』）でも確認することができる。まず、平成九年版『厚生白書』では、前章でも触れた高齢者介護・自立支援システム研究会（一九九四～）が示した「高齢者の自立支援」という理念、すなわち【自立】の意味論をそのまま踏襲した記述になっている。

> ——従来の介護は、どちらかといえば、高齢者の食事や入浴の面倒をみる「お世話」にとどまりがちな面があった。今後は、寝たきりなどの予防やリハビリテーションに力を入れるととも

---

(18)（一九五四～）佐賀県生まれ。医師。独立行政法人国立長寿医療研究センター生活機能賦活研究部部長。著作に『新しいリハビリテーション』（講談社、二〇〇四年）、『「動かない」と人は病む——生活不活発病とは何か』（講談社、二〇一三年）など。

(19) さらに大川は「廃用症候群」が「生活全般の不活発さ」、すなわち「日常生活での活動」の質的・量的な低下による「心身機能の低下」と「参加の制約」との悪循環によって生まれるものであるため、これを介護予防の場面で「生活不活発病」と呼び、一種の病理概念として定義しようと試みている（大川［二〇〇六］参照）。

(20)（一九五一～）札幌市生まれ。医師。独立行政法人国立長寿医療研究センター研究所所長。主な著作に『骨から見た日本人——古病理学が語る歴史』（講談社、一九九八年）、『超高齢社会の基礎知識』（講談社、二〇一二年）などがある。

に、障害を有し介護が必要となっても、例えば、車椅子で外出し、買い物ができ、友人に会い、地域社会においてさまざまな活動に参加するなど、自分の生活を楽しむことができるような自立した生活を支援することを、介護の基本理念として掲げる必要がある（厚生省監修［一九九七］一一四ページ）。

平成一二年版になると、制度の目的を「要介護状態になった者が『その有する能力に応じ自立した日常生活を営むことができるよう』必要な介護サービスを提供することと規定し、単に介護を要する高齢者の身の回りの世話をするということを超え」るような「自立支援」が必要だとしている。

しかし、続く箇所では、「介護サービスを必要とする状態になった場合でも、持てる能力の維持・回復を目指し、その心身の状況や生活環境に応じて、サービスを自ら選んで受けながら、できるだけ自立した生活を送ることは、多くの高齢者が望むところであろう」と、能力の維持・回復といった〈自立〉の意味論が併記されていることが分かる（厚生省監修［二〇〇〇］一二九ページ）。

それが平成一五年版では、「介護保険は、高齢者がその有する能力に応じて自立した日常生活を営むことができるよう必要な介護サービスを提供する制度であり、その給付は要介護状態の軽減もしくは悪化の防止又は要介護状態となることの予防に資するよう行われなければならないものであると同時に、可能な限り居宅における日常生活が営めるよう配慮されなければならない」としている。だが、「真に利用者の自立支援に資するものになっているのか疑問をもたざるを得ないものも多いとの指摘がある」とも記されている（厚生労働省監修［二〇〇三］二五五～二五七ページ。傍点は引用者）。

このように平成一五年版では、介護ニーズの算出基準にすぎない要介護度が、〈改善／悪化〉という規範的な区別を含意するものとして用いられていることが分かる。言うまでもなく、これを支えているのは〈自立〉の意味論である。

繰り返しになるが、当初掲げられた「高齢者介護の理念」としての「自立支援」が含意していたのは、サービスを利用することで自己決定権としての【自立】を積極的に尊重するということだった。この場合、能力そのものが否定されるわけではないが、どんなときに、どのように他者の支援を得るのかということを自ら決定することが何より重要であった。「寝たきり」の予防も、医療だけではなく、時には介護や介助が必要であることを本人と周囲がともに認め、本人が必要とするサービスや財が社会的な責任において提供されることにその中心的な意味があったと言える。

ところが、ここまで見てきたように、「寝たきり予防」としてはじまったものが「介護予防」

概念へとスライドしていく過程で、こうした【自立】の意味論は徐々に排除されていくことになる。〈自立〉を重視する「介護予防」が強調するのは、介護が必要な状態（＝「悪化」）そのものを防止する、あるいはその期間を短縮する（＝「改善」）ことだ。こうした語りは、自立という言表の運用上のあいまいさに加えて、本人にとっての「望ましさ」が一般化される形で他者によって先取りされることで可能になっている。この機制については、あとでもう一度掘り下げたいと思う。

連鎖する「知」

介護保険の制度的な欠陥や「過剰な介護」による加害性が、一部の専門家らによって喧伝されるなか、二〇〇三年にはいよいよ「介護予防・地域支え合い事業」（元は「介護予防・生活支援事業」）に「高齢者筋力トレーニング事業」が新設される。

同年、都老研も介護予防緊急対策室を新設し、初代室長に大渕修一を招聘した。大渕は北海道のパイロット事業などで培ったノウハウや成果をもとに、「介護予防」のためにトレーニング・プログラム、「包括的高齢者トレーニング（Comprehensive Geriatric Training：CGT）」の導入を訴えるため、さまざまな分野や場所で発言するようになる。(21) 彼の発言で特徴的なのは、保険者のインセンティブを踏まえた制度論やエイジズム批判、さらには「健康寿命」といった概念を用いてさまざまな角度からプログラムを正当化しようとした点にある。

曰く、「高齢者の七五％は健康であり、壮年者となんらかわりのない生活を営んで」おり、「健康高齢者が増えてきた現在、こうした高齢者に過激な筋力トレーニングはそぐわないといった、いわば〝エイジズム〟とでもいうべきものに決別すべき時がきたのではなかと考えている」という。そして、「少なくとも寿命は、単なる齢を重ねることではなく、健康寿命といった上位の概念で捉えられるようになってきた現在では、運動についてもこれまでより、一段高いレベルを望んでも間違いないだろう」としている（大渕［二〇〇三b］一四六九〜一四七〇ページ。傍点は引用者）

このように、筋力トレーニング・プログラムは、エイジズム（高齢者差別）というアイデンティティ・ポリティクスの抑圧性に対し、自らの身体を介してパフォーマティヴに挑戦するというポストモダン的な〝抵抗〟の意味論へと接続される。そのほかにも、大渕は「自己効力感」や「行動変容」といった行動科学理論を援用するなど（大渕［二〇〇五］参照）、サクセスフル・エイジング論という主体の哲学に実証主義的な装いを施していった[22]。

「高齢者」をめぐる実証主義的な脱構築、エイジズム批判、「寝たきり」のリスクとしての転倒、

（21）専門誌で言うと、介護関連の領域、公衆衛生、保健活動のほか、体育・スポーツ系の媒体にも登場している。

「予防」としての筋力トレーニング・プログラム、リハビリテーション、地方分権——こうしたさまざまな「知」と実践が相互に連鎖する結節点に、大渕という語る主体の位置があったと言える。

先取りされる「望ましい生」

また、筋力トレーニング・プログラムには、過剰な意味が付与されるようになっていく。保健事業やヘルスプロモーションにかかわる専門家がとくに強調するのが、その意欲や主観的な効果だ。

たとえば、トレーニングにかかわった研究者のテクストには、「身体的側面に与える影響のみならず精神的側面への影響」が大きいこと、つまり「筋力トレーニングは、『まだまだやれるんだ』といった自分の可能性に対する気づきや前向きな気持ちを喚起し、達成感や生きがい、ひいてはQOL全般の向上をもたらすといったさまざまな利点を持つ」といった記述が登場する（都竹［二〇〇三］八〇ページ）。

東北大学の辻も、著書のなかで「人生に何の希望もなく、うつうつと、閉じこもりがちの生活を続け」ていた八〇歳すぎの女性の参加者が、保健師の説得で「運動訓練」に参加しはじめ、半年後には「『運動教室に参加して人生が変わりました』とまで言ってくれ」たと、一つのエピソードを紹介しながら「高齢者」とその能力の獲得について論じている。

辻によれば、「老い」とは「喪失体験の連続に他な」らず、「時間とともに喪失を重ねる一方だと思えば、明日は今日よりも悪いに決まってい」るという。その「高齢者」が「運動訓練に参加して、『昨日できなかったことが、今日はできるようになった』ことを自覚する」、「喪ってばかりの生活のなかで、能力の再獲得を経験する」なかで「ある日を境に表情が明るくなったり、関わりが積極的になったり、そのような変化をよく感じ」ると、辻は自らの感想を語っている。能力の「再獲得」とは「自分自身の『生』を取り戻すこと」であり、「これこそが高齢者の運動訓練による最大の効果」だという（辻［二〇〇四a］一二七〜一二八ページ）。

また、竹内孝仁が考案したトレーニングプログラムである「パワーリハビリテーション」（以下、「パワーリハ」）の機関紙にも、似たような記録が掲載されている。ここでとくに注目したいのは、(23)

(22)　近年の予防的保健活動の臨床的な介入を下支えしたのが、この行動変容論である。ここでは、「知識」や「指示」による主体化ではなく、個別カウンセリングなどを通じて行動を変えるための動機づけを強化し、かつ達成目標を細かくステージ化することで、その都度、クライアントの主体的参加を専門家との協働で達成していくという「アドヒアランス」の考え方が重視される（竹中編［二〇〇六］参照）。きわめてユーザーフレンドリーな姿勢が特徴的である。

(23)　雑誌〈保健師ジャーナル〉（二〇〇四年一月号）が組んだ特集「高齢者の活動性を考える――筋力トレーニング・転倒予防の魅力」でも同じ内容が記されている（辻［二〇〇四b］参照）。

サービスの利用者が末期がんを患っていたという点である。

記事は「ターミナル期にみせたパワーリハへの意欲」というタイトルで、介護老人保健施設の通所リハビリテーションの施設利用者（九一歳）の経過を追ったものだ。この利用者は、通所リハビリテーションでパワーリハに取り組んでいたが、半年後に黄疸が出現し、入院する。その後、余命一か月の末期がんと診断されるものの、本人には告知されなかった。

総胆管ステント留置を受け、がん性疼痛もなかったため、本人の希望により再びもとの介護老人保健施設へと入所する。入所から一週間後、利用者は「パワーリハをしたい」とスタッフに申し出、スタッフと家族が協議を経て認められている。

記事では、亡くなるまでの経過が記録されている。それによれば、パワーリハの再開後、「体力に自信をつけた」利用者は、「家へ帰りたい」という目標を実現するとともに、「外泊時の行動は、墓参りや親戚に会うなど家族も驚くほど精力的だった」という。そして、こうした「意欲や行動を生み出したことこそ、ＱＯＬの向上であ」ると記事は伝えている（『パワーリハビリテーション No.3』（医歯薬出版、二〇〇四年、三五ページ。傍点は引用者）。

また、未告知という状況については、「人は、余命やがん告知、未告知に限らず、最期まで身体が楽に動くこと」を望み、「身体動作の負担軽減や体力の回復を求めるもの」だと正当化している。最後に、「超高齢者であっても、またターミナル期といえども生活のはりをもたせるために、パワーリハの実施可能な時期を探り、サポートしていく大切さを再認識した」と結んでいる（前掲書、三五ページ）。

これらのテクストから分かるのは、本人の「ＱＯＬの向上」について、他者が本人の行動やその「意欲」を観察することを通じて言及可能になっているという点である。[24]そのことは、サービスの利用者本人の選択に際して、本人への病状や予後の告知が省略された最後の事例でとくに際立っている。こうした前提に対する（理論的）反省がなされた形跡を確認することはできないが、少なくとも「人は身体を動かしたい生き物だ」とか「身体を動かせることが人間的である」といった人間学が、未告知という事態と本人のＱＯＬとの懸隔を埋めているのは明らかである。筋力トレーニング・プログラムをめぐるテクストで、こうした想定を置く議論は決して少数派ではない。

最後に節を変えて、こうした言説的／非言説的な諸実践が、どのような制度の編成へと連なっていくのかを論じていくことにする。

(24) こうした文脈でしばしば用いられる言表として「エンパワーメント」という概念を挙げることもできる。一例として、パワーリハを取り入れた川崎市健康福祉局の報告である池田［二〇〇四］を挙げておく。

3 保健と保険

政治の思惑と「予防重視型システム」

二〇〇三年一一月、自由民主党・公明党による絶対安定多数の議席獲得とともに第二次小泉内閣がスタートした。翌二〇〇四年三月、公明党は高齢者人口に占める要介護者比率を三割減少させること、そのための新しい「介護予防サービス」の創設を目標とする「介護予防一〇か年戦略」を発表した。そこには、筋力トレーニングを含む介護予防プログラムの開発および整備、総合型地域スポーツクラブ事業の推進、高齢者の様態に応じたリハビリテーションプログラムの開発・実施も明記された(25)。

同年五月には、「健康寿命」を二年程度延ばすことを目標に掲げた「健康フロンティア戦略」が、自民・公明与党幹事長・政調会長会議で打ち出された。戦略の趣旨では、「わが国は超高齢社会への道を歩みつつあり（中略）その中で、わが国が今後目指すべき方向は、単なる長寿ではなく、国民一人ひとりが生涯にわたり元気で活動的に生活できる『明るく活力ある社会』の構築である」ということが掲げられている(26)。

政府に要請されたのは、「①働きざかりの健康安心プラン」（がん、心疾患、脳卒中、メンタルヘルス対策）、「②女性のがん緊急対策」（マンモグラフィ導入の促進）、「③介護予防一〇カ年戦略」（骨折予防、脳卒中対策、「痴呆ケア」）、「④健康寿命をのばす科学技術の振興」という四つの戦略の重点政策化であった。その結果、同年六月に閣議決定された「経済財政運営と構造改革に関する基本方針二〇〇四（骨太の方針二〇〇四）」では、以上の戦略に基づく施策の展開が盛り込まれることになった。

こうした政治的な後押しを受ける形で、二〇〇四年七月、社会保障審議会介護保険部会が「総合的な予防重視型システムの確立」を謳った「介護保険制度の見直しに関する意見」を提出した。ここでは、「高齢者」の状態像が「脳卒中モデル」、「廃用症候群モデル」、「痴呆モデル」という三つに分けられ、「軽度者」に多いとされる「廃用症候群モデル」への予防的介入の重点化が謳われた。また、「不適切な車いすの使用」や「家事代行型の訪問介護サービス」によって、利用者の能力が低下させられる可能性があることも繰り返し言及されている。

二〇〇四年一〇月には、中村秀一老健局長の私的研究会「老人保健事業の見直しに関する検討会」が、「生活習慣病予防と介護予防の新たな展開に向けて」と題した中間報告を発表した。辻

(25)〈週刊社会保障〉二〇〇四年四月一九日号（通号二二八〇）、五三ページ。
(26)〈週刊社会保障〉二〇〇四年五月三一日号（通号二二八五）、五〇～五三ページ。

一郎が座長を務めたこの研究会では、従来の老人保健事業（四〇歳以上の被用者保険以外の住民）について、「高齢者」に特異的な「介護予防」のための取り組みが不十分であること、各保険者による保健事業の全体的な把握や評価手法が統一されていないこと、そしてまた、それゆえに事業実施のインセンティブが市町村に働かないこと、さらに具体的な効果（成果）に関するアウトカム評価が不十分であることが解決すべき点として指摘された。

図５－３　「健康フロンティア戦略」

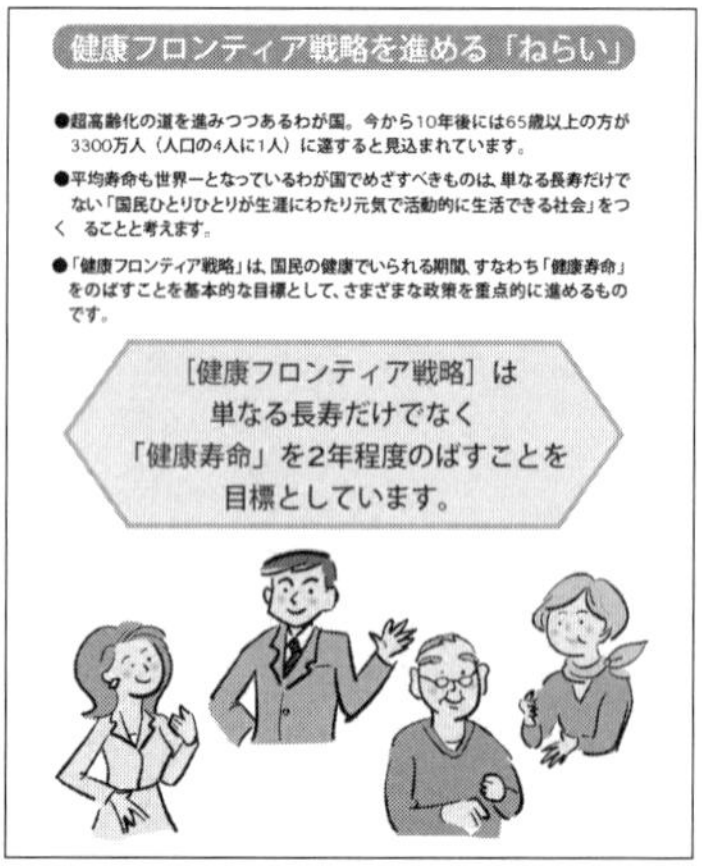
健康フロンティア戦略を進める「ねらい」
●超高齢化の道を進みつつあるわが国。今から10年後には65歳以上の方が3300万人（人口の4人に1人）に達すると見込まれています。
●平均寿命も世界一となっているわが国でめざすべきものは、単なる長寿だけでない「国民ひとりひとりが生涯にわたり元気で活動的に生活できる社会」をつく　ることと考えます。
●「健康フロンティア戦略」は、国民の健康でいられる期間、すなわち「健康寿命」をのばすことを基本的な目標として、さまざまな政策を重点的に進めるものです。
［健康フロンティア戦略］は
単なる長寿だけでなく
「健康寿命」を2年程度のばすことを
目標としています。

出典：自由民主党［2004］２～３ページ。

この研究会は『「健康な六五歳」から「活動的な八五歳」へ』という新たなスローガンも掲げている。「活動的な八五歳」とは「病気をもちながらも、なお活動的で生きがいに満ちた自己実現ができるような新しい高齢者像」（傍点は引用者）であり、「身体的・精神的・社会的にも高齢者それぞれが持っている能力を生かし、また、高めることを通じて活動的に暮らすこと」を事業の目標だとしている。

そして、生活習慣の改善割合、健康診査受診率の向上、死亡率の減少、要介護者数の減少、健康寿命の延伸といった「健康アウトカム指標上の改善効果」の明確化が具体的な評価ポイントとして設定された。もちろん、これらの指標は基本的にすべて数値化され、事業の定期的な見直しや比較分析による保険者＝市町村のインセンティブの喚起へと関連づけられることになる（老人保健事業の見直しに関する検討会［二〇〇四］参照）。

これに先立ち、二〇〇四年一月には国民健康保険の再編に向けた動きの一環として、厚生労働省が都道府県単位での保健事業の共同実施を進めることを決定した。モデル事業ではあるが、これによって初めて被用者保険（社会保険）と国保保険者が共同で事業にあたることが実現し、保険者を単位にした予防実践の具体化が現実味を帯びるようになった。

また、二〇〇四年二月に厚生労働省が「介護予防」をテーマに開催した市町村セミナーでは、日医総研の川越が「歩行機能」に注目した調査に触れつつ、「健康な人と比較して要支援以上の人は、バランス力を筆頭に歩行機能が軒並み減少、屋内での自立度には差はないが公共交通機関の利用や外出頻度などには差がみられる」といった点を指摘し、「効果を評価するための評価群の設定」が必要であると訴えている。(27)

そして、同年一二月、厚生労働省老健局は「介護保険制度改革の全体像――持続可能な介護保

(27)〈介護保険情報〉二〇〇四年第五巻第一号、五七ページより。

険制度の構築」を提出した。これによって、「高齢者の自立支援」と「制度の持続可能性」をふまえた「予防重視型システムへの転換」が明確に提示され、平成一七年度通常国会に向けた関連法案提出の手はずが整っていく。

リスク共同体としての保険制度――財の負担と公平性

以上を経て、「予防重視型システムの確立」、「施設給付の見直し」（ホテルコストの徴収）、「新たなサービス体系」（地域密着型サービスの創設）を謳った新しい介護保険制度が二〇〇六年度から開始されることになった。その基本的な視点は、「制度の持続可能性」である。

新制度では、それまで「要支援および要介護1～5」の六段階に設定されていた要介護度が「要支援1・2、要介護1～5」の七段階に細分化され、要支援1・2の該当者へのサービスは「新予防給付」という予防に特化した給付内容へと変更された。また、要介護認定の非該当者に対して「介護予防」の観点から、市町村が実施する「地域支援事業」が創設された（**図5－4参照**）。本書の視点で着目したいのは、主にこの二点である。

なお、「新予防給付」ではこれまで専門のケアマネージャーによって行われていたケアプラン作成が、保険者である市町村（地域包括支援センター）の責任で実施されることになった。同時に「利用者の状態に応じた目標を設定」し、かつ「利用者の自立に資するサービスプラン」を立

図５－４　要介護認定区分の変更

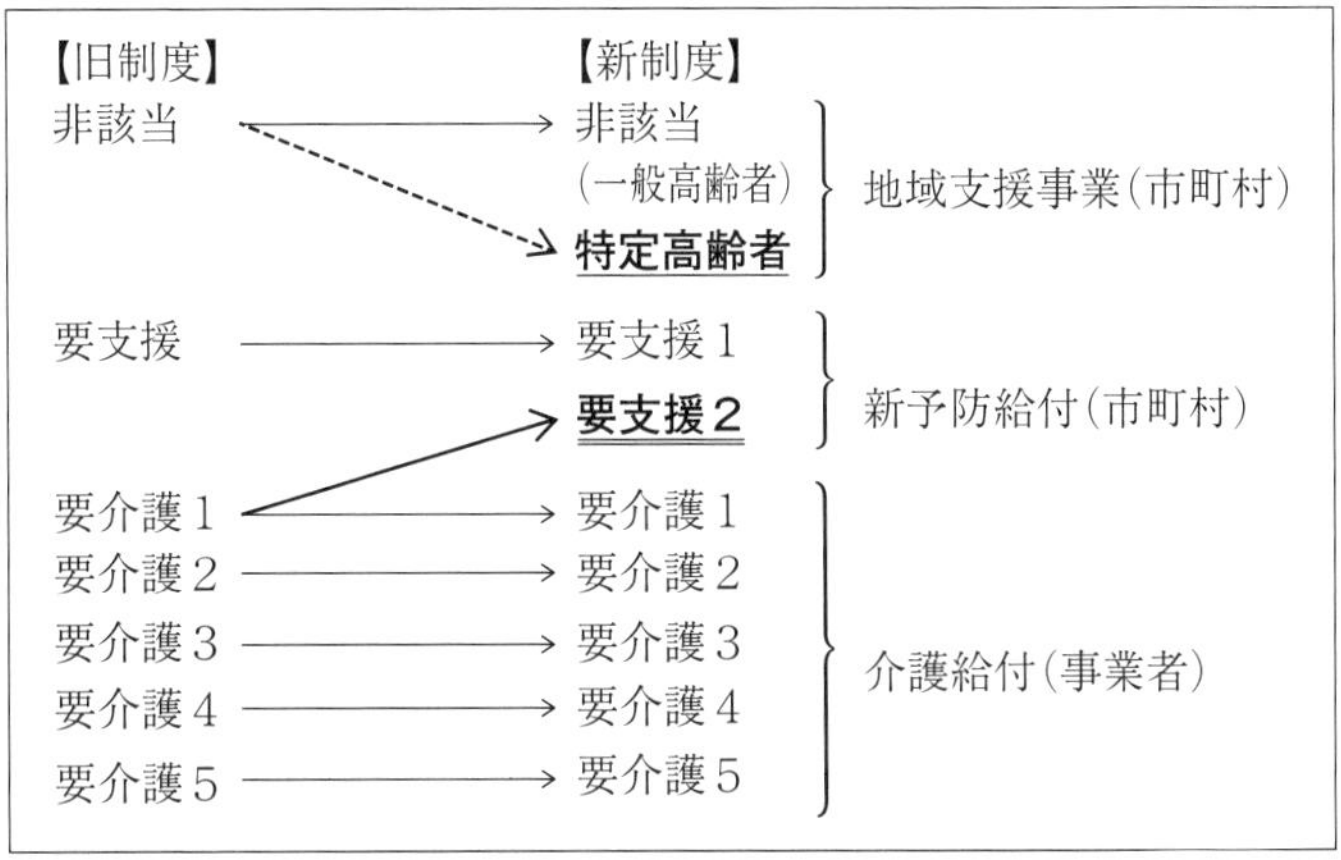

出典：結城［2008］より筆者作成。

てることが決定した（厚生労働省［二〇〇六］七ページ）。

そこでは、ヘルパーサービスの利用であっても、利用者本人が「できるようになりたいこと」という目標を設定したうえで、それが可能になるようなサービス提供が行われることになる。ただ、この場合の「できるようになりたいこと」は家事を含む身の周りのことであり、他人にそれらを代行してもらったうえで、それとは別に「できるようになりたいこと」を追求することは認められない[28]。

また、「福祉用具貸与」については「予防給付」で適用される用具の種類が、通常の「介護給付」に比べて少なくなった。さらに、レンタルベッドや車椅子の使用にも医師の診断や書類を提出し、許可を受けなければならなくなるといった制限がかけられることになった（結城［二〇一一］一七八ページ)。これらが「介護予防」の視点から実行に移された施策である。

次に「地域支援事業」、とりわけこのなかの「介護予防事業」に話を移そう。この事業で画期的なポイントと言えるのは、保健事業の財源が初めて保険料と公費負担の折半で確保されるようになった点である。二〇〇六年度から三年間の負担割合は、国(二五パーセント)・都道府県・市町村(それぞれ一二・五パーセント)、第一号保険料(三一パーセント)、第二号保険料(一九パーセント)とされた(厚生労働省[二〇〇六]参照)。またこれによって、国庫負担金として予算化されていた従来の「介護予防・生活支援事業」は廃止された。

「介護予防事業」では、保険者である市町村が要介護認定の非該当者や基本健康診査の結果から、「特定高齢者」というハイリスク集団を特定し、該当した人々に介護予防サービスを受けるよう促す仕組みが採用されることになった。

まず、基本健康診査では「基本チェックリスト」による問診結果、BMIの計算、視診が行われる。もちろん、これらの項目は公衆衛生および健康科学の知見に基づくリスクファクターの束である(**表5-3**参照)。次に、「運動器の機能」、「栄養」、「口腔機能」、「閉じこもり」、「認知症」、「うつ」という選択項目のそれぞれについて「予防・支援」の必要性が判断される(**表5-4**参照)。そして最終的に、健診の担当医が「判定報告書」を作成し、候補者が特定されることになる(初年度の実施では、五パーセント程度は見つかるだろうと予想されていた「特定高齢者」がほとんど見つからず、二年目からは該当者を見つけやすいよう決定基準が見直された）。

なお、「運動器の機能」については、基本チェックリストの該当項目が二項目以下であっても、その場で実施する運動機能測定の得点結果が５点以上に達した場合には、介護予防事業への参加が勧奨される形になっている（**表５－５**参照）。つまり、これによって初めて身体的な機能や体力の要素が、保険制度内で実施される予防的保健事業のなかに組み込まれることになったのである。

「予防重視型システム」は、二〇〇八年度に開始された「特定健診・特定保健指導」にも適用されることになった。この制度は、これまで老人保健事業で一元的に行われてきた保健事業を、各保険者の責任のもとで実施することを初めて義務づけたものである。公費による老人保健事業は、これによって解体された。

(28)　結城［二〇〇八］を参考にすると、たとえば利用者が「独りで居間の掃除ができるようになりたい」という目標を設定したとすると、本人がその時点でできる範囲内自力で掃除を行い、ヘルパーにはできない部分だけを支援してもらうという形になる。つまり、支援できる仕組みがメニューとしてまず先にあり、それに対して利用者がどれくらい自力でできるか、といった点を勘案したうえでサービスが提供されることになる。したがって、ここでは「掃除をヘルパーにやってもらい、それによって生まれた時間を利用者が自分の趣味に利用する」といった論理で、サービスを利用することはできない。

表５－３　特定高齢者施策における「基本チェックリスト」

No.	質問項目	回答（いずれかに○をお付けください）	
1	バスや電車で１人で外出していますか	0．はい	1．いいえ
2	日用品の買物をしていますか	0．はい	1．いいえ
3	預貯金の出し入れをしていますか	0．はい	1．いいえ
4	友人の家を訪ねていますか	0．はい	1．いいえ
5	家族や友人の相談にのっていますか	0．はい	1．いいえ
6	階段を手すりや壁をつたわらずに昇っていますか	0．はい	1．いいえ
7	椅子に座った状態から何もつかまらずに立ち上がっていますか	0．はい	1．いいえ
8	15分位続けて歩いていますか	0．はい	1．いいえ
9	この１年間に転んだことがありますか	1．はい	0．いいえ
10	転倒に対する不安は大きいですか	1．はい	0．いいえ
11	６カ月間で２～３kg 以上の体重減少がありましたか	1．はい	0．いいえ
12	身長　cm　体重　kg（BMI=　）（注）		
13	半年前に比べて固いものが食べにくくなりましたか	1．はい	0．いいえ
14	お茶や汁物等でむせることがありますか	1．はい	0．いいえ
15	口の渇きが気になりますか	1．はい	0．いいえ
16	週に１回以上外出していますか	0．はい	1．いいえ
17	昨年と比べて外出の回数が減っていますか	1．はい	0．いいえ
18	周りの人から「いつも同じ事を聞く」などの物忘れがあると言われますか	1．はい	0．いいえ
19	自分で電話番号を調べて、電話をかけることをしていますか	0．はい	1．いいえ
20	今日が何月何日かわからない時がありますか	1．はい	0．いいえ
21	（ここ２週間）毎日の生活に充実感がない	1．はい	0．いいえ
22	（ここ２週間）これまで楽しんでやれていたことが楽しめなくなった	1．はい	0．いいえ
23	（ここ２週間）以前は楽にできていたことが今ではおっくうに感じられる	1．はい	0．いいえ
24	（ここ２週間）自分が役に立つ人間だと思えない	1．はい	0．いいえ
25	（ここ２週間）わけもなく疲れたような感じがする	1．はい	0．いいえ

（注）BMI＝体重（kg）÷身長（m）÷身長（m）が18.5未満の場合に該当とする。
■介護予防プログラムと基本チェックリストの項目の関係は、以下の通りです。

運動器の機能向上（6）～（10）
栄養改善（11）、（12）（BMI（身長、体重から算出））
口腔機能の向上（13）～（15）
閉じこもり予防・支援（16）、（17）
認知症予防・支援（18）～（20）
うつ予防・支援（21）～（25）

出典：標準介護予防ケアマネジメント編集委員会編［2007］29ページ。

表５－４　「特定高齢者」選定・策定規定の変化

従来（2006年度）

○特定高齢者候補の選定

以下の①～④のいずれかに該当する者

①うつ予防・支援関係の項目を除く 20 項目のうち、12 項目以上に該当（基本チェックリスト１～20）

②運動器の機能向上５項目全てに該当

③栄養改善２項目の全てに該当

④口腔機能の向上３項目全てに該当

⇩

○特定高齢者の決定

A【運動器の機能向上関係】
運動器の機能向上５項目全てに該当

B【栄養改善関係】（次のいずれかに該当）
・栄養改善２項目の全てに該当
・血清アルブミン値 3.5g/dℓ以下

C【口腔機能の向上関係】（次の全てに該当）
・口腔機能の向上３項目全てに該当
・視診により口腔内の衛生状態に問題を確認
・反復唾液嚥下テストが３回未満

D【閉じこもり予防・支援関係】
基本チェックリストの（16）に該当

E【認知症予防・支援関係】
認知症関係３項目のうちいずれかに該当

F【うつ予防・支援関係】
うつ関係５項目のうち２項目以上に該当

↓

ア　医療を優先すべき
イ　生活機能の著しい低下有り
ウ　生活機能の著しい低下無し

見直し後（2007年～）

○特定高齢者候補の選定

以下の①～④のいずれかに該当する者

①うつ予防・支援関係の項目を除く 20 項目のうち、10 項目以上に該当（基本チェックリスト１～20）

②運動器の機能向上５項目のうち３項目以上に該当

③栄養改善２項目の全てに該当

④口腔機能の向上３項目のうち２項目以上に該当

⇩　候補者のみを判定対象とする

○特定高齢者の決定

A【運動器の機能向上関係】
運動器の機能向上５項目のうち３項目以上に該当

B【栄養改善関係】（次のいずれかに該当）
・栄養改善２項目の全てに該当
・血清アルブミン値 3.8g/dℓ以下

C【口腔機能の向上関係】（次のいずれかに該当）
・口腔機能の向上３項目のうち２項目以上に該当
・視診により口腔内の衛生状態に問題を確認
・反復唾液嚥下テストが３回未満

D【閉じこもり予防・支援関係】
基本チェックリストの（16）に該当

E【認知症予防・支援関係】
認知症関係３項目のうちいずれかに該当

F【うつ予防・支援関係】
うつ関係５項目のうち２項目以上に該当

↓ A～Ｆのいずれかに該当 → ア 生活機能の低下あり

↓ A～Ｆのいずれにも該当しない → イ 生活機能の低下無し

医学的観点からみた事業利用の適否

適 → アー(ア) 介護予防事業の利用が望ましい

否 → アー(イ) 医学的理由により次の介護予防事業の理由は不適当

病状悪化の恐れがある
治療上の支障がある等

□全て　□運動器の機能向上
□栄養改善　□口腔機能の向上
□その他（　　　　）

※チェックされていないプログラムは利用が望ましいプログラムとなる。

出典：標準介護予防ケアマネジメント編集委員会編［2007］27ページを参考に筆者作成。

表5－5　「運動機能測定項目」とその基準値

運動機能測定項目	基準値		基準値に該当する場合の配点
	男性	女性	
握力（kg）	＜29	＜19	2
開眼片足立時間(秒)	＜20	＜10	2
10m 歩行速度(秒)（5mの場合）	≧8.8（≧4.4）	≧10.0（≧5.0）	3
配点合計　0－4点…運動機能の著しい低下を認めず 5－7点…運動機能の著しい低下を認める			

厚生労働省老健局「地域包括支援センター業務マニュアル」(2005年12月19日）より標準介護予防ケアマネジメント編集委員会編［2007］(p.28）が作成したものを再録。

出典：標準介護予防ケアマネジメント編集委員会編［2007］28ページ。

まず重要なのは、「メタボリックシンドローム（内臓脂肪症候群）」概念と、その測定評価および介入のあり方である。メタボリックシンドロームとは、内臓脂肪型の「肥満」に加えて、「高血糖」、「高血圧」、「脂質異常」などをあわせもったハイリスク状態を言う。これまでは、生活習慣病と一括りにされていた疾患群（がん、脳血管疾患、心臓病、糖尿病、肥満など）のうち、とくに糖尿病や動脈硬化性の疾患を発症させうるリスク要因に的を絞って、仮想的に「疾病」化したものだと言える。診断において「高血糖」、「高血圧」、「脂質異常」のうち二つ以上に該当し、かつウエストが一定基準を超える（男性：八五センチ以上、女性：九〇センチ以上）と、この症候群に該当する。

メタボリックシンドローム概念の疫学的な有効性についてここでは議論しないが、大切なのは、この概念の導入によって何がもたらされたかである。

もっとも強調したいのは、各保険者がどの程度リスクファクターの減少に取り組んでいるかについて、診断基準や保健指導の結果から統計的に評価する可能性がこの事業によって与えられた点である。これまで保険者によってばらばらであった評価基準が標準化されることで、保険者間のさまざまな比較評価が可能になったのである。

これによって、実際の取り組み状況に応じた財政上の報奨制度も創設された。健診や保健指導の実施率、メタボリックシンドロームの該当者および予備軍の減少率といった成果に応じて、各医療保険者から後期高齢者医療制度へ支払われる拠出金の負担割合を最大一〇パーセント内で加算・減算する仕組み（後期高齢者支援金調整率）が設けられたのである。

要するに、保険者や被保険者による財政負担は、保健事業の成否に左右されるとともに、保健事業の内容それ自体も財政的なリスクという公共的観点から位置づけられるようになったのである。その意味で、保険者は単なる保険料の徴収・給付業務の担当者であるだけではなく、被保険者の安全性に深く関与するリスク共同体の構成者、保険制度全般を支える公共的な主体としての性格を帯びることになる。もちろん、その共同体がいつでも被保険者の選択の範疇（市場）にあるわけではない。

剥落する社会

介護保険制度について、最後に触れておきたい出来事がある。それは、介護に関連する有償ボランティアの制度化である。

東京都稲城市は、介護に関連したボランティア活動を行うことで、その個人がポイントを獲得し、それによって保険料負担の一部が控除される仕組みを発案した。雑誌〈厚生福祉〉（二〇〇五年一一月一日号）では、「介護支援ボランティア控除で元気なお年寄りが報われる！」という標題で「介護ボランティア控除」という施策を実施することを同市から国に提案したことが報じられた。

内容としては、介護保険施設や「地域支援事業」を支援する活動に一定回数以上参加した「高齢者」に対し、介護保険料を年間五〇〇〇円（最大）控除するというもので、その支援活動にはレクリエーション指導、参加支援、お茶だしや配膳、施設入所者の館内移動や外出の補助、話し相手が含まれる。また、その要件の認定機関には社会福祉協議会が位置づけられた。

事業を主導したのは、同市福祉部高齢福祉課長の石田光弘である。石田は〈シルバー産業新聞〉（二〇〇六年九月一〇日号）のなかで、「時間に余裕のできた元気な高齢者に、生きがいをもって要介護高齢者を支援してもらうことで、地域社会づくりに貢献して」もらい、それによって「要介護者となることが一カ月遅れるだけでも、保険財政面でもプラス」になるとその狙いを語っている。

しかし、厚生労働省は当初、この制度の正式な導入を却下した。この点について、医療経済研究機構副所長である岡部陽二との対談で石田は、「社会保険原理の根幹を揺るがす」というのが厚生労働省側の理由だったと明かしている。

これに対して岡部は、保険料の減免が目的ではなく、地域で活躍するボランティアを増やすようなインセンティブを喚起し、結果として「元気な高齢者が増え、保険給付費全体が抑制されることを目指すもの」ではないかと問い掛け、石田もこれを肯定している(29)。

さらに、雑誌〈ガバナンス〉（二〇〇六年五月号）の取材に答える形で、石田は保険料の設定や賦課の方法についても、保険者である自治体の弾力的運用が認められるべきだと訴えている。焦点が置かれているのはやはり、どれだけの負担（保険料）を、誰に、どのように課すのか、ということに対して、自治体の裁量をどうしたら拡げることができるのかという点である(30)。最終的

(29)　対談のタイトルは「稲城市福祉部高齢福祉課長石田光広氏とのＩＨＥＰ有識者インタビュー『介護保険改革の進め方』」。「岡部陽二のホームページ」内にて閲覧した〈http://www.y-okabe.org/interview/ihep_2.html〉。
(30)　「やはり国の動きは全国一律という視点が強い。もっと地域の特性を活かす仕組みにしていく必要がある。介護保険が分権型なのは、地域保険だから。その点で保険の根幹である保険料の設定や賦課方法などについて、地域の施策を実現できるように弾力化すべきである」と述べている（〈ガバナンス〉二〇〇六年五月号、二九ページ）。

に、二〇〇七年には厚生労働省が「介護支援ボランティア制度」として正式な導入を認め、二〇〇八年から稲城市を含む一部の自治体によって運用が開始されることになった。

さて、ここからどのような含意を引き出すべきだろうか。一九九〇年代後半に見られた公的な福祉サービスを市民の自発性によってさらに上積みしようとする実践は、なんらかの「対価」を得るという〝交換〟の意味論を実装した、自己効用論的なボランティア論へと接合されていったと言われているが（仁平［二〇一一］参照）、有償ボランティアの制度化がその一部であることは明らかである。ボランティアを増やすインセンティブを施すことが狙いだとされるが、その財源はあくまで保険料および公費である。意図が異なっているか否かにかかわりなく、両者はその仕組みを支える客観的条件において切り離すことができない。

個々のボランティア参加者がどのような意図をもって参加しているかを推し量ることなどできない。重要なのは、この制度においては、〝交換〟の意味論に準拠して行動する主体性が前提にされることで、その財源を「地域支援事業」（自治体と保険料の折半）から充当することが正当化されてしまった点にある。

つまり、制度に「貢献」しない被保険者が支払う保険料の一部は、「貢献」した人々、すなわちボランティア活動に参加した人々へと移転されている。ボランティア活動への参加者の意図がどうであれ、仕組みのうえでは、ポイント制を通じて〈制度に対する寄与する被保険者／しない被保険者〉という区別が機能し、すべての被保険者が（正負の）「対価」が与えられる枠組みに組み込まれることになっているのである。こうして予防実践は、それを通じて各保険制度そのものの持続可能性や、保険財政全般に対する責任という含意をもつようになっている。

ここにはもはや、国民の完全なる健康という福祉国家のユートピアなど存在しない。前景化しているのは、財政状況と強く関係する疾病や障がいのリスクファクターを特定し、その評価手続きや効率的な介入テクニックをめぐるさまざまなアクター間の競争である。それを可能にする手続きと条件の整備とが、制度の周囲でひたすらに積み上がっているのである。

繰り返しになるが、言うまでもなく、多くの人にとって社会保険は自由に選べるものではない。その意味で、この競争には多くの人がいや応なしに巻き込まれているし、単なる社会保障の市場化として理解することもできない。そして、国家的な管理の単なる拡大とも言えない。

国家は、今や国民の生活に対する責任から手を引きはじめ、制度への寄与や効率性をめぐって競合する主体や手続きの裁定という役目に自らを限定しつつある。その責任は保険者へと移譲されつつあるが、こうした位置づけを保険者が得たことは、リスクをめぐる社会的な処理の原理が変化していることを示唆しているのではないだろうか。

本書冒頭でも述べたように、社会的連帯とは、ある集合における匿名性を担保に財の移転・配分を行うことで、各人の「自由」をできるだけ損なうことなく、その安全性＝セキュリティが保障されうることを正当化する理念である。そして重要なのは、それが非人称的な連帯を基礎にして成り立っている点にあった。

社会保険で言えば、基本的な義務（保険料の納付）さえ履行していれば、加入者の素性や出自、日々の行いにかかわらず、さまざまな不遇に対してほぼ自動的にその保障が認められる仕組みとして、それは現象していたと言える。

だが今では、リスクヘッジの取り組みの如何に応じて、誰に、どのような責任（＝負担）を帰属させるかを決める仕組みづくりが保険と保健の制度編成を席巻している。このことが、現在の日本社会におけるリスクと責任をめぐるポリティクスの一端を示しているのではないか。そこでは、たしかに「公平」で厳密な責任配分が可能になっているかもしれないが、このことは、集合性と匿名性を担保にした資源の移転・配分の理念である「社会的なもの」が制度において機能する余地をかぎりなく切り縮めている。ボランティア活動に対して保険財政から対価が与えられるようになった事態は、私たちの生活の安全性をめぐる制度編成の原理から、連帯という契機が剥がれ落ちつつある徴候なのかもしれない。

終章

「健康」語りと日本社会

1　リスクと責任をめぐって

本書は、「健康」の語られ方の歴史的な分析を通じて見えてくる、現代の日本社会における制度編成の原理やその力学の一端に迫ることを目的に掲げることからスタートした。その際、「健康」をめぐる語りのだらしなさという質感にこだわり、あえて領域横断的にテクストを拾い上げてきた。言説や意味論形式という、やや厄介な分析対象を追尾してきた結果もふまえて、最後に論点をまとめておきたい。

まず、制度編成の力学についての要点から言うと、保健事業が社会保険制度の枠組みのなかに位置づけられ、「健康」が保険者の財政的責任のもとに管理すべきものとして再配置されたことは大きな転期となった。そのなかで、リスク（寝たきり、生活習慣病など）をめぐって措定される諸因子は、保険制度の費用対効果や財政リスクに結び付けられるようになってきた。

たとえば、特定健診・特定保健指導で、旧来の基本健康診査項目にメタボリックシンドローム関連の項目が追加される一方、尿腎機能にかかわる項目は廃止されたが、このことはつまり、あるリスクファクターが重視されたり、されなかったりすることが、財政的な効率性との関係次第になりつつあるということを示している。

ここでは、病理学に基づく介入と正常化を通して、標準的な主体や異常者を生み出していくという権力の作動は認められない。むしろ私たちが直面しているのは、保険者と制度加入者とが、財政的効率性をふまえて制度を担うような、マネジメントの主体として振る舞うことを強いられるという状況である。そして、リスクをめぐる負担責任は、直接的な自己負担でも、国民国家という集合体で処理されるものではなくなっている。

自治体であれば、税収および保険料に見合った介護サービスの提供（だけ）を行い、健康保険の場合には、加入者への医療ケアおよび保健事業にかかるコストと、後期高齢者医療制度への拠出金の加算・減算を比較衡量したうえで種々の給付が検討される。さらに加入者も、保険料の拠出だけではなく、保険者が設定するさまざまな事業や情報提供へのアカウンタビリティが要求されるようになってきている(1)。

これらの点にこそ、現在の制度の核心に位置する権力関係が表れている。そして、そこには市場化がもたらしてくれるような「自由」など存在しない（社会保険は「強制保険」である）。

---

(1)　大手コンビニエンスストアのローソンでは、会社が実施する定期健康診断・人間ドックを受診できなかった社員に、会社が費用を負担する医療機関での健康診断を年度内に受診するよう計三回通知し、一年間受診しなかった社員と直属の上司には、翌年度五月末に支給される賞与から本人一五パーセント、直属の上司一〇パーセントをそれぞれ減額する制度が開始された（ローソン［二〇一二］参照）。

いみじくも美馬達哉が指摘しているように、現代社会における私たちの身体は、標準という鋳型に嵌められるべき何かではなく、細分化されたリスク情報の束として監視されるべき対象になりつつある（美馬［二〇一二］参照）。つまり、リスク項目の設定とリスク情報の継続的な収集、効率性に基づいた介入指針およびテクニックの絶えざる更新、成果主義的な評価と賞罰の付与、さらなるリスク項目の特定と情報収集……という循環のなかに、私たちの身体は埋め込まれている。身体のテクノロジーの現在性は、このように表現することができる。

ここにおいて、自己決定権としての【自立】やそれを支える財の徴収・分配の機構を議論する余地は切り縮められつつある。前章では、この点を「社会的なもの」の剥落と表現した。見知らぬ他者との匿名的な連帯が可能にする、各人の「自由」を担保するような財の徴収と分配の機構――社会保険が具現化していたはずの公共性（戦後日本のそれがどんなに狭隘なものであったにせよ）の実相は明らかに変質しつつある。

社会保険は、これまでのようにリスクを社会的に処理する仕組みではなく、今や各保険者がリスク共同体の主体として振る舞い、競争し合う場として機能している。そこで前景化しているのは、いかにして各保険者間や制度加入者の負担の公平性を担保するか、あるいは上記のアクターの振る舞いを制度の持続可能性という目的に沿ってどう合理化するか、さらにそのためにはどのような環境の整備が必要か、という問題構成である。[2]

このことを示している現象として、本文では介護ボランティアにともなうポイント制度の導入を取り上げたが、細かい点にまで視点を向ければ、これにリビングウィルの議論との近接性を付け加えることもできる。リビングウィルとは、「後期高齢者」である患者が終末期のケアや治療に関する方針（とくに延命治療の有無）を、あらかじめ医師や家族と相談したうえで書面を通して示すことをいう。

厚生労働省は二〇〇八年に、患者がリビングウィルを作成した場合、医療機関への診療報酬を加算する「終末期相談支援料」の設定を決めた。その後、批判が高まりすぐに凍結となったが、この制度と介護ボランティアによるポイント制度は、制度の財政的効率性や持続可能性に関する「貢献」や「寄与」の程度に応じて負担＝責任を配分すべきである、という合理性を共有している。

この点が、「ネオリベラリズム」仮説と本書の結論との違いである。ネオリベラリズムは、それ自体は社会や制度の良し悪しを直接に措定するものではない。あくまで、個人や企業の競争環

(2)　ただし、日本社会にかぎって言えば、その一つの原因はすでに制度創設時から胚胎していたと見るべきだろう。というのも、日本における社会保険制度の確立は、企業・産業別保険組合や政府が管掌する各種制度といった複数の制度の継ぎ接ぎのなかで達成された「皆保険」にすぎなかったからだ。したがって、制度間の調整という形で技術論的に問題を解決しようとする動きにしか進まないのも、その経路依存性が影響していると言えるのではないか。

境を最適化するという名目において政治的な権力による介入を正当化するからだ。

ところが、介護保険制度をはじめとする公的な社会保険制度をめぐる言説に見られるように、現代の日本社会においては、社会（あるいはその等価物としての保険制度）の「望ましさ」が「健康」を媒介にして積極的に語られている。それどころか、社会への「望ましさ」から個人のそれを積極的に価値づけようとする規範も大きくせり出しつつある。

2 「健康」の位置価とその効果

こうしたことは、「健康」という言葉のだらしない運用のされ方と無関係ではない。結論から言えば、制度の編成に「健康」という言表《げんひょう》がかかわる場合、もっとも注目すべき点とは、その言葉を通して〈全体／個〉のそれぞれの「望ましさ」が同期するかのような前提をかなり容易にも ち出すことができるその語り口にある。

端的には、「健康であることは、質の高い生活を送るうえでの手段ないし条件である。質の高い生活を送る人が増えることは社会の活力につながる」といった形式の語りである。これこそが、現在のリスクと責任をめぐる問題系のなかで「健康」が言説化されていることの大きな理由なのである。

この系譜を振り返りたい。まず、一九七〇年代ごろから公害の発生などを契機として、「健康」は単なる「疾病の存否」以外のモノ／コトへの言及に用いられるようになっていく。たとえばそれは、産業化のなかでないがしろにされてきた農業や、日々の生活のなかで摂取する食材や薬品にまつわる問題に関連して守られるべきものとして言及されるとともに、社会のあり方を反省する諸主体にとっての思想財になった。

一九八〇年代に入ると、こうした社会への準拠は次第に薄れ、「功利的な主体とその活動の関数」としての「健康」という意味論形式がこれに代わる。自己効用を素朴に肯定する主体のあり方が積極的な意味をもちはじめた際、「健康」は便利な幸せの記号になったのである。

当時の「高齢者」の「健康」をめぐる問題とは、結局、老後の「豊かな生活」（＝消費生活）をどのように担保していくかという、ごく功利的なものだった。「生きがい」という記号とともに「健康」が政策立案の名目として多用されたのもそのためである。

「健康とは〇〇である」という言明が、それを発した話者の周囲に形式的な同意を要求してしまうのも、「何が『健康』であるかを決めるのは、最終的に本人の意思だ」とする意味論形式がいまだに有効だからである。現在の健康増進の考え方からすれば、それほど「適切」だとは見なされにくい言明（たとえば、「毎日、酒が美味しく飲めることこそが『健康』だ」）であっても、その場をやり過ごさせる作用が働く理由もそこにある。

一九八〇年代後半には「寝たきり」の問題化を契機に、在宅福祉サービスを公的責任のもとに整備させていくという気運が生じた。ここで強調された自己決定権の尊重としての【自立】は、財の徴収・分配の仕組みを変化させることで各人の「自由」を尊重するという理念だが、それは〝協働〟の論理ともあいまって、新たな生活保障をめぐる制度を充実させようとする動きのなかにあった。

他方、一九九〇年代に入ると「健康」は能力や機能としての〈自立〉と互換的に用いられるようになり、ＱＯＬといった上位の「目的」に対する「手段」として位置づけられることになった。これにともなって、「健康」の手段化や指標化、そしてリスクファクターの細分化という技術的傾斜が進んだことは重要な変化であった。

その結果、「高齢者」の機能的な向上のための技術および評価指標の開発が「健康」という記号を介して盛んに試みられるようになる。本論では、転倒予防の筋力トレーニング・プログラムを取り上げたが、これは同時に、活動的で功利的な主体を礼賛するサクセスフル・エイジング論、「地方分権」時代における産学官の連携といったプログラムとも接合しうるものであった。

また、能力や機能としての〈自立〉が「老いゆく身体」の望ましいあり方だけでなく、集団的な「健康度」へと応用されるという出来事も起こった。これによって、全体として〈自立〉した状態での寿命が延びること（「健康寿命」の延伸）が、社会の「望ましさ」や「活力」を同時に達成することになるという論理が成立するとともに、〈質の高い寿命／単なる長寿〉という語りにもその内実が与えられることになった。

次に重要なのは、こうした全体としての寿命の良し悪しが、再び個人の生の質の良し悪しへと跳ね返っていくプロセスだ。つまり、社会としての寿命の良し悪しを語ることを通して、〈質の高い生とは健康≒〈自立〉で長生きできること／質の低い生＝非・自立とは喜ぶに値しない長寿〉という個人の生をめぐる区別が有意味になるのである（もちろんこのことは、自己決定とそのための支援の必要性を含意する【自立】の意味論とは明確に対立する）。

そうした社会の良し悪しに具体性を与えたのが、保険財政の健全さや制度の持続可能性である。個人から見れば単なる介護サービス利用時間の長短にすぎない要介護度の変化が、〈改善／悪化〉という規範的含意を帯びるようになるのもそのためである（図**終-1**参照）。

このことは、個人の「望ましさ」が社会の「望ましさ」の視点から（も）積極的に評価されはじめたことを示している。端的には、制度を利用しないことが〈自立〉なのであり、それこそが「健康」な寿命である――たとえば、ある自治体では介護保険制度の非利用者数から「健康寿命」が算出されているが、これが可能になるのもこうした論理を通してである。

強調しておきたいのは、まさにこの〈望ましい個人／望ましい社会〉の同時的な実現に言及しうる「健康」‐〈自立〉の言説編成の登場によって、社会の「望ましさ」を積極的に語らない【自立】の意味論が排除されてしまっているという点である。二点、付言しておきたい。

一つは、財政論的な社会語りと人間学の挟撃によって、制度設計の見直しや理念の議論が周縁化されているという事態である。たとえばそのことは、予防活動への過剰な意味づけによる情緒的な「安心」が、具体的なコスト負担や将来的な制度のあり方に対する議論をあいまい化している点に見て取れる。つまり、社会保障費の抑制に対する（政治的）言い訳を、人間学的に補っているのである。だからこそ、自己決定や財の徴収・分配の機構とその変更を含意する【自立】の意味論と〈自立〉のそれとの理念的対立は、ひっそりとやり過ごされなければならなかった。「高齢者」の介護現場では、すでに人材を含む資源の不足をはじめ、制度の複雑化などに起因する問題が起きており（結城［二〇一一］参照）、医療保険制度も職域で区切られた極めて複雑な制度設計（？）ゆえにさまざまな対立や軋轢を生んでいる。既成の制度的な枠組みを前提にした最適化が予防事業という形で収斂していくという、このあまりに分かりやすい「解決策」に、私たちの社会とその中途半端さの一端が現れているのではないだろうか。

二つ目は、この〈自立〉という語を通して要請される主体の姿である。それは社会に「敵対性」を見いだしながら実践する主体でも、あるいは単に功利的な主体でもない。むしろ、その欲望を満たすために他者に依存することのないよう、自らの能力の最適化を図るアクティヴな主体だと言える。

図 終－1 個人／集合／制度における「健康」の位置

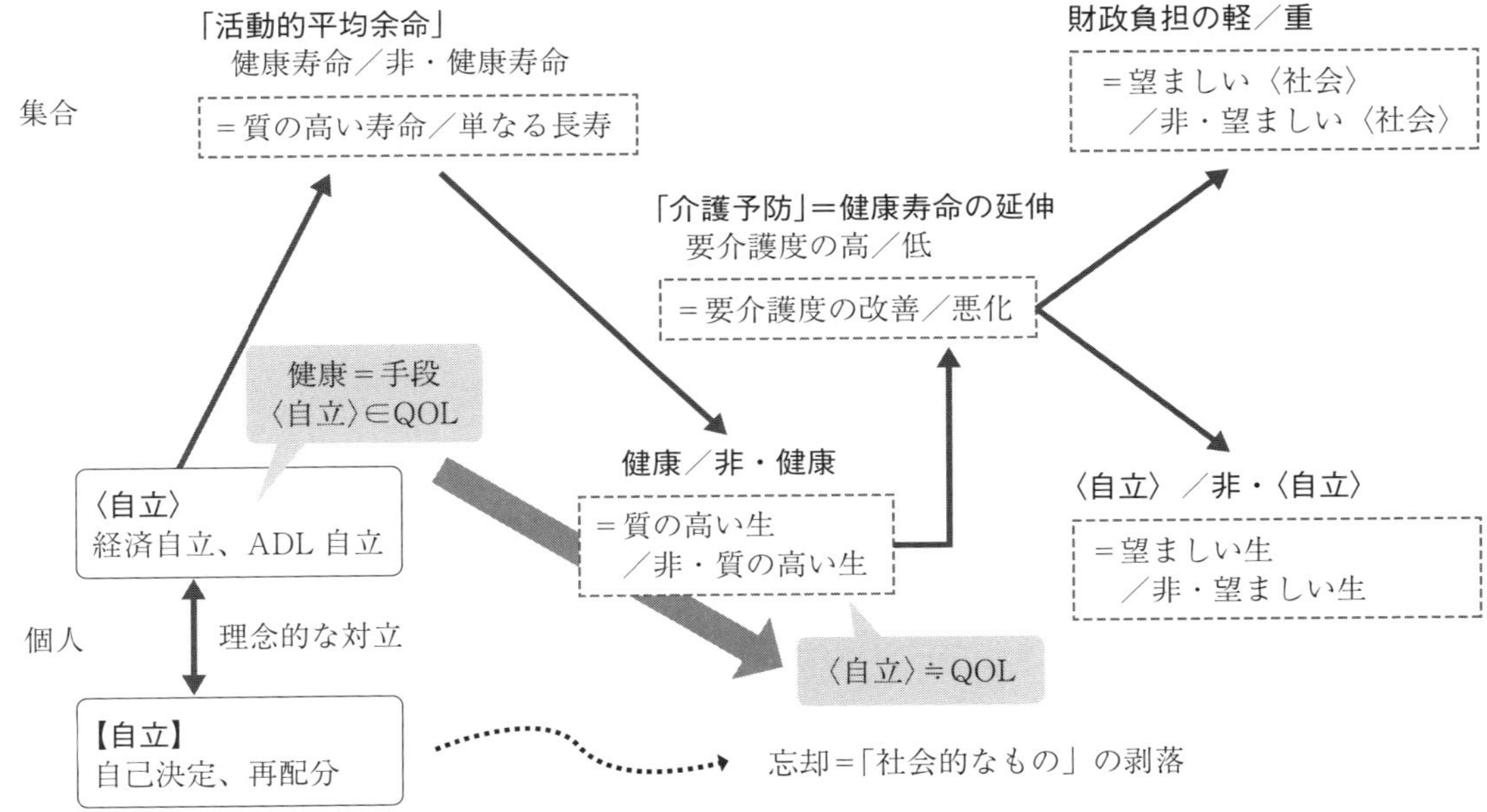

出典：筆者作成。

重要なのは、そうした最適化の実践が社会や制度への貢献になると信じて、それを喜ぶことができるという道徳的な主体性が想定されている点である。このことは、「健康」と〈自立〉をめぐって「地域」や職場における共助ないし〝協働〟が求められていることとも無関係ではない。ただ、その「地域」や職場もまた、実質的には保険制度（という互助組織）の別名であり、本書が強調してきた「社会的なもの」と重なりうるものとは言い難い。

最後に触れておかなければならないのは、「健康」をめぐる反省的テクストの存在についてである。

本論でも触れてきたように、「健康」という一般的な価値を相対化する語りは、管理社会批判や疎外論にはじまり、マスコミや悪徳業者とそれに乗せられる消費者への嘲笑といった変節を含みつつ、四〇年近くにわたって繰り返されてきた。そして、二〇〇〇年を前後するころから、「健康」をめぐる反省的なテクストが、人文社会学的な素養をもつ論者たちを中心に次々と上梓されている。(3) もちろん、その多くは、新しい政策の管理主義的側面や、ある種の道徳的な同調圧力に対する懸念の表明だったと考えてよい。

しかし、価値としての「健康」の相対化は、結局は先に触れた責任とリスクをめぐる細分化や技術的傾斜と親和的である。なぜなら、「質の高い生活」やＱＯＬといった抽象的な「目的」に向けて、技術や評価指標を開発することで近づくためには、「健康」の記号内容は完結してはならず、常に新たな意味づけに開かれていなければならないからだ。「理想（目的）は多様な要素から構成されており、そこには「健康」という要素（手段）が含まれているに違いない」という形式的構造をもつ信憑が、この漸近《ぜんきん》運動において何よりも重要なのである。ここでは、「健康とは何なのか」と決める必要はまったくない。むしろ、空疎であることが、新たな問題化やプログラムといった言説的実践、介入の技術や評価指標の絶え間ない更新を招き寄せるのである。(4) 批判が流通し、反復されているのだとすれば、それもまた「健康」語りの一部をなすのである。

とても身近で大切なもののように思える「健康」――その言葉に、どこかで胡散臭さを感じて

(3)　本文中でも触れた飯島裕一編著『健康ブームを問う』（二〇〇一年、岩波新書）には、続編の『健康不安社会を問う』（二〇〇九年、岩波書店）も刊行されている。また、スポーツ社会学者の上杉正幸による『健康不安の社会学――健康社会のパラドックス』（二〇〇〇年、世界思想社）や『健康病――健康社会はわれわれを不幸にする』（二〇〇二年、洋泉社新書）、さらに社会学者の柄本三代子による『健康の語られ方』（二〇〇二年）や『健康ブームを読み解く』（二〇〇三年）、さらに構築主義を標榜した『健康論の誘惑――Addicted to Health Discourses』（二〇〇〇年、文化書房博文社）などが挙げられる。

(4)　メタボリックシンドロームに続いて、早速、「ロコモティブシンドローム（運動器症候群）」なるものがつくり出されている。

いながら、それでも使うのをやめられない。細かくて、煩雑な制度や政策の場面でしばしば出てくるけれども、その語感はまったく難しいものに思えないし、みんなで共有できる価値だと当てにすることができる。

ある意味ではとても安心できる言葉なのだけれども、もしかしたらそれは、私たちがもつ社会を築いていく困難を考えることへの疎ましさや、他者の「自由」を無条件に認めることへの漠然とした不安、こうしたものの在処を示しているのかもしれない。それだけではなく、自分の幸せと他者のそれ、そして社会の望ましさとが、どこかでつながっていて欲しいという（都合のいい？）希望でもあるのだろう。

本書がどの程度それを描くことに成功しているかは、読者の判断にお任せするしかない。そして、「健康」語りがどのように続いていくのかどうかも、はっきりとは分からない。ただ、少なくとも「健康」が何とともに語られ、どのような制度的文脈にその位置を得ているのかを問い続けることはこれからもできると思う。その切実さも、あるいはだらしなさも、おそらくは私たち自身のものなのだから。

あとがき

ここまで読まれてお分かりのように、本書では「健康」をめぐる日々の、個人的な取り組みを否定したり、それを高見から論じることはしていない。筆者も〝「健康」のため〟の（と一般に考えられる）行動をしたり、心がけをしている一人であり、食事や休養の取り方、身体の動かし方に気を付ける程度で、取り立てて珍しいことをしているわけではない。テレビで慢性疾患の特集が流れていれば半信半疑でもつい目が行くし、これまでの習慣を見直したほうがいいかなと思案している。以前買った服がきつくなれば、運動の回数を増やそうかと考えたりもする。

だから、読者の方々が〝「健康」のため〟に（と思って）実践しているさまざまなことについて、筆者はその良否や正誤を判断しようと思わないし、そもそもそんなことをする資格もない。

本書では、「健康」という記号が気軽に発せられ、反復されているということ、そしてそれが制度や政策をめぐるコミュニケーションのなかで決まり文句のように用いられていることが、いったい何を（不）可能にしてしまっているのかという点を問うてきた。読者の方々に考えてほしいことは、そうした日常的に実感しやすく、かつ語りやすい望ましさの語彙が、どのように制度や政策と関係してきたかについてである。

「健康」は日常的な実感と社会のあり方とをつなげて語るうえで、とても便利な言葉だ。ただ、そうであるがゆえに、この言葉は、普通はつながっているとされていることを分けて考えたり、制度や仕組みのあり方にまで問いを拡げてみることを少し難しくしてしまうという側面ももっている。そのことが少しでも伝われば、本書の目的は達成されたのではないかと思っている。

また、スポーツ社会学という分野で「健康」という際物めいた（？）トピックを取り上げることに、「なぜスポーツそのものを取り上げないの？」という疑問を投げ掛けられることがあった。今でこそ定着してきた感はあるが、「体育科学」ないし「スポーツ科学」に代わって、ゼロ年代に入ってから「健康スポーツ」を冠する学部学科の新設が相次いだ。そのなかでとくに「高齢者」の「健康」は、「健康スポーツ」科学にとって重要なトピックであり続けてきた。

筆者は、予防それ自体を否定するつもりはない。細々とした介入技術の開発も、とても大切なことなのだろう。ただ気になったのは、枕を振るための制度や社会、人間をめぐる前提や語り口、それらが制度編成にもたらす影響のほうである。

本人にとって本当に予防が大切なら、なぜ効率性や資源の話をもち出すのか？　予防も支援もその時々で、また人によってそれぞれ大切なことだろうに、なぜ対立するものとして語るのか？　一方で「健康」は、その人のＱＯＬの問題だとしながら、なぜ体力や機能と結びついた〝人間らしさ〟をもち出すのか？――本書を執筆するうえで念頭に置いていたのは、こうしたいくつかの

（あまりに）素朴な疑問である。

そしてまた、スポーツ社会学分野でしばしば見られる、「健康」をめぐる施策の管理主義的側面に対する批判が、図らずも（？）医療費削減や効率化の議論と親和性をもっていたり、実は健康増進の専門家たちにも十分に共有されていることも考えてみたいことの一つであった。

フーコー理論の急速な摂取と、それに劣らない速さでの忘却（消費）もまた、この領域の問題点を示しているのかもしれないが、それを主題化する作業は今後にとっておきたい。言うまでもなく、批判は大切な作業だ。ただ、それが分かりやすいままに流通し、反復されているとすれば、そのことがどんな機能を果たしているのか（言説）を問うことも、社会学的研究にとっては重要な作業のはずである。本書が取り組もうとした課題の一つも、その点にあるように思う。

「健康」に関連する領域は広く、それなりの歴史も蓄積されている。「健康」が絡む言説生産の仕組みのすべてを描ききる作業は、とても本書でやり尽くせるものではない。ここでのやり方だけが唯一の方法ではないし、独特な質感をもつ言葉はほかにもたくさんあるはずだ。言説生産の仕組みとしてのスポーツを考える道も、今後は探っていきたいと考えている。

本書は、二〇一三年に筑波大学人間総合科学研究科に提出した学位論文「身体とその『健康』をめぐるポリティクスに関する研究――一九七〇年代以降のわが国における言説と制度を中心に」をもとに、大幅な加筆と修正を施し、再構成したものである。本書を執筆するにあたってご協力いただいた方に、かぎられた紙幅であるが感謝を記したい。

まず、書籍化の機会を与えていただいた株式会社新評論の武市一幸さんに心から感謝申し上げたい。読み物をつくりあげることの難しさと楽しさを一《いち》から教えていただいた。何とか完成に漕ぎ付けたのは、粘り強くお付き合いいただいたおかげである。

大学院の指導教員である清水諭先生には、体育専門学群時代までを含めると、ご指導いただいたのは一二年にも及ぶ。学位論文提出後も、書籍化するまでは気を抜かないようにと、事あるごとに励ましていただいた。恩に報いるためにも精進を続けたい。また、筑波大学の松村和則先生、齋藤健司先生、野上元先生には、学位論文の審査はもとより、多くの時間をご指導と議論のために割いていただいた。改めて御礼申し上げたい。

筑波大学スポーツ社会学研究室の皆さんの存在も、なくてはならないものであった。院生時代からのたくさんの議論が本書の随所で活かされている。とくに石坂友司さんと渡正さんには、修士課程のころから何度も議論にお付き合いいただいた。良き先達をもてたことが何より幸運であった。これからもとに切磋琢磨していける仲でありたいと願っている。

三年間、助教としてお世話になった東洋大学ライフデザイン学部健康スポーツ学科の先生方と生徒の皆さんにもお礼を申し上げたい。研究発表会で先生方からいただいたコメント、ゼミ生のみんなとの議論は、本書を書き上げるうえでなくてはならないものであった。

また、T会と「いきいき教室」の皆さんには、調査にご協力いただいたことに改めて感謝申し上げたい。T会の皆さんには随分とご無沙汰してしまっているが、公私にわたって大変お世話になった。なんだかよく分からない動機で調査に入った筆者を快く迎えていただき、お茶会でも楽しい時間を過ごさせていただいた。本文でも書いたように、本書の着想はT会でのやり取りに遡る。これからも、皆さまのご活躍をお祈りしております。

家族の存在は、研究者としての道を進んでいくうえで、なくてはならないものであった。七年に及んだ院生生活の間、薬師寺の父母には苦しいときも、いつも温かく見守っていただいた。成果を届けることができてほっとしている。大学院進学を快く認めてくれた長崎の両親には、感謝の言葉しかない。弛まず努力し続けることで、恩に報いたい。

最後に妻のみつ子へ。誤植のチェックから資料の整理だけでなく、内容に関する議論に至るまで、何から何まで支えてもらった。よき理解者であり、最初の厳しい読者が傍にいることが何よりも自分の強みだと思う。これからも頑張ります。本当にありがとう。

二〇一四年九月

高尾　将幸

参考文献一覧

日本語文献

・秋山弘子［二〇〇八］「自立の神話『サクセスフル・エイジング』を解剖する」、上野千鶴子ほか編『ケアという思想』岩波書店、一八一～一九四ページ。
・秋山房雄［一九七五］「生きがいと健康」、石川中・森沢康編『健康哲学のすすめ――人間にとって健康とはなにか』有斐閣、二四一～二六〇ページ。
・朝日新聞論説委員室・大熊由紀子編著［一九九六］『福祉が変わる　医療が変わる――日本を変えようとした70の社説＋α』ぶどう社。
・新しい中高年の生活文化を考える懇談会編［一九八八］『長寿が文化を変えるとき――エイジレス・ライフのすすめ』ぎょうせい。
・天田城介［二〇一〇］「家族の余剰と保障の残余への勾留――戦後における老いをめぐる家族と政策の（非）生産」〈現代思想〉38巻3号、一一四～一二九ページ。
・――――［二〇一一］「日付と場所を刻印する社会を思考する――学問が取り組むべき課題の幾つか」、天田城介ほか編『老いを治める――老いをめぐる政策と歴史』生活書院、四六六～四八〇ページ。
・天野正子［一九九六］『「生活者」とはだれか』中央公論社。

・飯島裕一編著［二〇〇二］『健康ブームを問う』岩波書店。
・――――［二〇〇九］『健康不安社会を生きる』岩波書店。
・井形昭弘監修［二〇〇二］『介護予防読本』財務省印刷局。
・池田召子［二〇〇四］「パワーリハビリテーションとは、こんなプログラム――ボランティアを活かした取り組み」〈保健師ジャーナル〉60巻1号、一二～一七ページ。
・池見酉次郎［一九七二］「幸福への条件――健康と生きがい」、ＰＨＰ研究所編『生きがいの創造（ＰＨＰ青春の本５）』ＰＨＰ研究所、一五九～一九六ページ。
・石田一紀・住居広士［一九九九］『納得できない要介護認定――介護保険ブラックボックスの秘密』萌文社。
・市野川容孝［二〇〇六］『社会』岩波書店。
・伊藤雅治ほか［二〇〇二］「座談会　地域で健康づくり運動をどう進めるか――健康増進法が後押しする「健康日本21」」〈社会保険旬報〉2149号、六～一五ページ。
・伊東光晴ほか［一九八六 a］「座談会　老いの発見1」、伊東光晴ほか編『老いの人類史』（老いの発見1）岩波書店、二八一～三〇六ページ。
・――――［一九八六 b］「座談会　老いの発見2」、伊東光晴ほか編『老いのパラダイム』（老いの発見2）岩波書店、二八五～三〇九ページ。

・―――［一九八七］「座談会　老いの発見３」、伊東光晴ほか編『老いの思想』（老いの発見３）岩波書店、二八五〜三〇八ページ。
・Ｉ・イリイチ［一九八四］「専門家時代の幻想」、イバン・イリイチほか著『専門家時代の幻想』新評論。
・上杉正幸［一九九〇］「不安としての健康」、亀山佳明編『スポーツの社会学』世界思想社、一四二〜一六四ページ。
・―――［二〇〇〇］『健康不安の社会学――健康社会のパラドックス』世界思想社。
・―――［二〇〇二］『健康病――健康社会はわれわれを不幸にする』洋泉社新書。
・上田敏［一九八七］『リハビリテーションの思想――人間復権の医療を求めて』医学書院。
・―――［一九九一］「日常生活動作を再考する――ＱＯＬ向上のためのＡＤＬを目指して」〈総合リハビリテーション〉19巻1号、六九〜七四ページ。
・―――［一九九三］「ＡＤＬとＱＯＬを考える――特集にあたって」〈総合リハビリテーション〉21巻11号、九一五〜九一六ページ。
・上野千鶴子［一九九二］「弱者への変容を生きる」、樋口恵子編『エイジズム――おばあさんの逆襲』学陽書房、二二八〜二四九ページ。
・柄本三代子［二〇〇二］『健康の語られ方』青弓社。
・遠藤知巳［一九九二］「ディスクールとしての〈幸福〉――近代の記号空間の社会学」〈ソシオロゴス〉

16号、一三五〜一五七ページ。
・――――［二〇〇六］「言説分析とその困難（改訂版）――全体性／全域性の現在的位相をめぐって」、佐藤俊樹・友枝敏雄編『言説分析の可能性――社会学的方法の迷宮から』東信堂、二七〜五八ページ。
・大川弥生［二〇〇四］『新しいリハビリテーション――人間「復権」への挑戦』講談社。
・――――［二〇〇六］「生活不活発病とは？　介護予防のターゲットは『生活不活発病』」〈コミュニティケア〉8巻13号、一四〜二一ページ。
・大熊一夫［一九八六］『あなたの「老い」をだれがみる』朝日新聞社。
・――――［一九八八］『ルポ 老人病棟』朝日新聞社。
・大熊由紀子［一九九〇］『「寝たきり老人」のいる国いない国』ぶどう社。
・――――［二〇一〇］『物語介護保険（下）――命の尊厳のための70のドラマ』岩波書店。
・太田竜・津村喬［一九八二］「〈対談〉管理された『からだ』――からだ存在・自然食・権力・国家について」〈現代の眼〉22巻2号、一一〇〜一二五ページ。
・大渕修一［二〇〇三a］「介護予防筋力トレーニング――高齢者の健康づくり」〈公衆衛生〉67巻2号、一二七〜一三一ページ。
・――――［二〇〇三b］「高齢者の筋力トレーニングの効果と現状」〈臨床スポーツ医学〉20巻12号、一四六九〜一四七二ページ。

・――――［二〇〇五］「包括的高齢者運動トレーニングの効果と今後の期待」〈月刊体育施設〉通号430号、一一〜一五ページ。
・大渕修一・村田幸子［二〇〇三］「介護保険と介護予防は車の両輪の関係」〈月刊介護保険〉８巻91号、三〜六ページ。
・岡本祐三［一九九〇］『デンマークに学ぶ豊かな老後』朝日新聞社。
・――――［一九九六］『高齢者医療と福祉』岩波新書。
・――――［二〇〇六］「介護予防行政の問題点」〈訪問看護と介護〉11巻1号、三〇〜三五ページ。
・岡本祐三編著［二〇〇二］『介護予防――寝たきりを防ぐ暮らしのヒント』法研。
・小幡正敏［二〇〇二］「保険社会とエイジング――動員から個人化へ」、渋谷望・空閑厚樹編著『エイジングと公共性』コロナ社、一〇一〜一三二ページ。
・重田園江［二〇〇三］『フーコーの穴――統計学と統治の現在』木鐸社。
・介護予防・自立支援・パワーリハビリテーション研究会編［二〇〇四］『パワーリハビリテーションNo.３』医歯薬出版株式会社。
・鏡諭編著［二〇〇五］『『介護予防』のそこが知りたい！』ぎょうせい。
・鎌田慧［一九八五］『健康売ります！――ヘルス産業最前線からの報告』朝日新聞社。
・川上武［二〇〇二］『戦後日本病人史』農山漁村文化協会。

・菊田文夫［二〇〇九］「健康水準・健康指標と衛生統計」、多田羅浩三・滝澤利行編著『改定新版　公衆衛生』放送大学教育振興会、四四〜六〇ページ。
・北澤一利［二〇〇〇］『「健康」の日本史』平凡社新書。
・北原龍二［一九九九］『健康保険と医師会――社会保険創始期における医師と医療』東信堂。
・久野譜也［二〇〇四］「産・官・学プロジェクトによる新しい地域ヘルスプロモーションシステム――筑波大学発ベンチャー『つくばウエルネスリサーチ』の試み」〈臨床スポーツ医学〉21巻11号、一二三九〜一二四四ページ。
・黒田浩一郎［二〇〇四］「我々の社会は『健康至上主義』の社会か（2）――既存研究のレビュー」〈龍谷大学社会学部紀要〉24号、一一〜三五ページ。
・経済企画庁国民生活局消費者行政第一課編［一九八四］『「健康食品」の販売等に関する総合実態調査』。
・健康・体力づくり事業財団［一九八五］『昭和60年度 健康づくりに関する意識調査報告書』。
・――――［一九九〇］『平成2年度 健康づくりに関する意識調査報告書』。
・公衆衛生審議会［一九九六］「生活習慣に着目した疾病対策の基本的方向性について（意見具申）」。
・厚生省編［一九九一］『厚生白書（平成2年版）――真の豊かさに向かっての社会システムの再構築：豊かさのコスト　廃棄物問題を考える』厚生問題研究会。
・――――［一九九七］『厚生白書（平成9年版）――「健康」と「生活の質」の向上をめざして』厚

生問題研究会。
・――――［二〇〇〇］『厚生白書（平成12年版）――新しい高齢者像を求めて：21世紀の高齢社会を迎えるにあたって』ぎょうせい。
・厚生省大臣官房総務課広報室監修［一九九四］『どう支える超高齢社会――21世紀福祉ビジョンシンポジウム』中央法規出版株式会社。
・厚生省大臣官房統計情報部編［一九七七］「昭和50年　保健衛生基礎調査」。
・――――［一九八二］「昭和55年　保健衛生基礎調査」。
・厚生省大臣官房統計調査部［一九六五］「昭和38年　保健衛生基礎調査報告」。
・――――［一九七二］「昭和45年　保健衛生基礎調査報告」。
・厚生省大臣官房老人保健福祉部老人保健課［一九八九］『寝たきりゼロをめざして――寝たきり老人の現状分析並びに諸外国との比較に関する研究』中央法規出版。
・厚生労働省［二〇〇六］『改正介護保険制度の概要――介護保険法改正と介護報酬改定』。
・厚生労働省編［二〇〇五］『厚生労働白書（平成17年版）――地域とともに支えるこれからの社会保障』ぎょうせい。
・――――［二〇〇六］『厚生労働白書（平成18年版）――持続可能な社会保障制度と支え合いの循環：「地域」への参加と「働き方」の見直し』ぎょうせい。

・厚生労働省監修［二〇〇三］『厚生労働白書（平成15年版）――活力ある高齢者像と世代間の新たな関係の構築』ぎょうせい。
・――［二〇〇四］『厚生労働白書（平成16年版）――現代生活を取り巻く健康リスク――情報と協同で作る安全と安心』ぎょうせい。
・厚生労働統計協会編［二〇〇三］『国民衛生の動向』厚生労働統計協会。
・河野すみ子［一九九六］「健康保険法成立過程の史的考察」〈社会環境研究〉創刊号、一九～三三ページ。
・高齢者介護・自立支援システム研究会［一九九四］『新たな高齢者介護システムの構築を目指して』。
・高齢者リハビリテーション研究会［二〇〇四］『高齢者リハビリテーションのあるべき方向』。
・古谷野亘［一九九三］「老化と健康の理論」、柴田博ほか編著『老年学入門――学際的アプローチ』川島書店、二一～二九ページ。
・――［一九九五］「老人の健康度と自立性の指標」、園田恭一・川田智恵子編『健康観の転換――新しい健康理論の展開』東京大学出版会、一七～三〇ページ。
・小山寿ほか［一九八六］「『不安の時代』の表現としての〝健康ブーム〟」〈創〉16巻1号、三二～四五ページ。
・斎藤純一［二〇〇四］「社会的連帯の理由をめぐって――自由を支えるセキュリティ」、齊藤純一編著『福祉国家／社会的連帯の理由』ミネルヴァ書房、二七一～三〇八ページ。

・佐伯聰夫［一九七七］「健康ブームにひそむ危険――日本は一個の大病院か」〈エコノミスト〉55巻23号、五八〜六二ページ。
・坂上康博・高岡裕之編著［二〇〇九］『幻の東京オリンピックとその時代――戦時期のスポーツ・都市・身体』青弓社。
・定藤丈弘［一九九〇］「自立生活（ＩＬ）運動と社会リハビリテーション」〈総合リハビリテーション〉37巻9号、五〇七〜五一一ページ。
・――――［一九九三］「障害者福祉の基本的思想としての自立生活理念」、定藤丈弘ほか編『自立生活の思想と展望』ミネルヴァ書房、二〜二一ページ。
・佐藤純一［二〇〇〇］「『生活習慣病』の作られかた――健康言説の構築過程」、野村一夫編『健康論の誘惑――Addicted to Health Discourses』文化書房博文社、一〇三〜一四六ページ。
・三里塚微生物農法の会［一九八二］『たたかう野菜たち』現代書館。
・柴田博［一九九四］『元気に長生き元気に死のう』保健同人社。
・柴田博ほか編著［一九九三］『老年学入門――学際的アプローチ』川島書店。
・下垣内博［一九九四］『消費者運動――その軌跡と未来』大月書店。
・社会保障制度審議会［一九七五］「今後の老齢化社会に対応すべき社会保障のあり方について（建議）」。
・――――［一九八五］「老人福祉のあり方について（建議）」。

・自由民主党［二〇〇四］『健康フロンティア戦略』。
・シルバーサービス振興会編［一九八九］『高齢者に配慮したまちづくりのあり方について――ふるさと21　健康長寿のまち構想を中心として』中央法規出版。
・新福祉政策研究会編［一九八七］『いまなぜ健康と福祉か――長寿社会と民間活力』ぎょうせい。
・菅原眞理子［一九八九］『ニューシルバーの誕生――高齢化社会とシルバービジネス』東経選書。
・杉靖三郎［一九五六］『健康な生き方』大泉書店。
・鈴木隆雄［二〇〇五］「高齢者の介護予防と体力増強」『Jornal of clinical rehabilitation』14巻1号一〇～一四ページ。
・鈴木みずえほか［一九九一］「高齢者の転倒経験に関する調査研究――ドック健診受診者を対象として」〈日本公衆衛生雑誌〉38巻9号、七四三～七五〇ページ。
・住友生命総合研究所［一九九二］『高齢者の自立に関する調査研究報告書』。
・政府資料等普及調査会・調査部編［一九八八］〈月刊政府資料〉169号。
・生命保険文化センター調査部調査第一課［一九八九］「健康と医療に関する調査」。
・盛山和夫［二〇一三］『社会学の方法的立場――客観性とはなにか』東京大学出版会。
・瀬沼克彰・河内正広［一九七五］『健康産業』東洋経済新報社。
・全国健康福祉祭兵庫県実行委員会編［一九八九］「第一回全国健康福祉祭ひょうご大会公式報告書」。

・全国老人クラブ連合会編［一九九三］『全老連三十年史』全国老人クラブ連合会。
・総理府［一九六五］『国民の健康・体力つくりに関する世論調査』。
・総理府内閣総理大臣官房広報室［一九八九］『健康づくりに関する世論調査――平成元年六月調査』。
・園田恭一［一九八九］「健康増進と健康都市づくり」〈都市問題研究〉41巻10号、三～一五ページ。
・――――［一九九二］「高齢者の健康と生きがいづくりを考える」〈月刊福祉〉75巻12号、一四～一五ページ。
・――――［一九九三］『健康の理論と保健社会学』東京大学出版会。
・園田恭一・川田智恵子編［一九九五］『健康観の転換――新しい健康理論の展開』東京大学出版会。
・I・ゾラ［一九八四］「健康主義と人の能力を奪う医療化」、I・イリイチほか『専門家時代の幻想』新評論。
・体力つくり国民会議事務局総務庁青少年対策本部編［一九九〇］『国民の健康・体力つくりの現況』大蔵省印刷局。
・高尾将幸［二〇〇六］「〈身体〉の政治を再考する視角を求めて――茨城県T市における高齢者健康増進施策の事例から」〈スポーツ社会学研究〉14巻、五九～七〇ページ。
・――――［二〇一〇］「身体と健康をめぐる政治学の現在――後期フーコーによる統治性論の射程」〈スポーツ社会学研究〉18巻1号、七一～八二ページ。

・高岡裕之［二〇一一］『総力戦と「福祉国家」――戦時期日本の「社会改革」構想』岩波書店。
・高橋徹［二〇〇二］『意味の歴史社会学――ルーマンの近代ゼマンティク論』世界思想社。
・高畑敬一［二〇〇〇］「NACL による介護保険枠外の支援活動」〈月刊福祉〉83巻13号、四六～四九ページ。
・瀧川裕英［二〇〇三］『責任の意味と制度――負担から応答へ』勁草書房。
・竹内考仁編［二〇〇二］『別冊総合ケア・介護予防――元気高齢者をつくろう』医歯薬出版株式会社。
・武川正吾［二〇一二］『政策志向の社会学――福祉国家と市民社会』有斐閣。
・竹中晃二編［二〇〇六］『身体活動・運動と行動変容――始める、続ける、逆戻りを予防する』至文堂。
・立岩真也［一九九九］〈自立〉http://www.arsvi.com/0w/ts01/1998a16.htm。
・――［二〇〇二］「自立生活運動」、市野川容孝編『生命倫理とは何か』平凡社、一五八～一六五ページ。
・田中聡［二〇〇六］『健康法と癒しの社会史』青弓社。
・田中恒男［一九七三］「人間生存と健康」、小泉明・田中恒男編著『人間と健康（講座　現代と健康　第一巻）』大修館書店、九～九一ページ。
・中小企業庁小規模企画部サービス業振興室編［一九八五］『健康志向型サービス――アスレ・ヘルスクラブの経営実態と今後の展望』大蔵省印刷局。

・長寿社会開発センター［一九九二］『長寿社会への提言』長寿社会開発センター。
・――――［一九九二］「高齢者の生きがいと健康づくりの在り方に関する調査研究報告書」。
・通商産業省産業政策局編［一九九〇］『スポーツビジョン21――スポーツ産業研究会報告書』通商産業調査会。
・津久井梨絵［二〇〇七］「『ストレス』はいかにして語られるか――戦後日本における言説の変容」〈日本女子大学大学院人間社会研究科紀要〉13号、一〇九～一二二ページ。
・辻一郎［一九九八ａ］『健康寿命』麦秋社。
・――――［一九九八ｂ］「健康寿命の地域保健への適用」〈保健婦雑誌〉54巻2号、一〇八～一一二ページ。
・――――［二〇〇四ａ］『のばそう健康寿命』岩波書店。
・――――［二〇〇四ｂ］「『高齢者筋力トレーニング事業』を十分に活用するためのポイントは？」〈保健師ジャーナル〉60巻1号、八～一一ページ。
・――――［二〇〇六］『介護予防のねらいと戦略』社会保険研究所。
・辻一郎ほか［一九九六］「〈座談会〉要介護者の発生と悪化をどう防ぐか」〈月刊地域保健〉27巻10号、四六～七五ページ。
・堤愛子［一九九五］「自立への第一歩はありのままの自分を好きになること――障害者の自立の視点

からみた高齢者の自立とは」〈月刊自治研〉37巻9号、四一～四五ページ。
・常陰純一［一九八三］『健康産業の虚と実』国際情報社。
・津村喬［一九七九］「自主管理の問題としての健康」〈思想の科学．第6次〉通号112号、五六～六四ページ。
・────［一九九九］『健康自立マニュアル──代替医療で癒す』同朋舎。
・土井由利子［二〇〇四］「総論──QOLの概念とQOL研究の重要性」〈保健医療科学〉53巻3号、一七六～一八〇ページ。
・戸田正三監修［一九四七］『公衆衛生学』東洋書館。
・都竹茂樹［二〇〇三］「高齢者のQOLを高めるメディカル筋力トレーニングの展開」〈月刊地域保健〉34巻10号、八〇～八七ページ。
・内閣総理大臣官房広報室［一九八五］『健康と食品に関する世論調査』。
・中川薫［一九九五］「クオリティ・オブ・ライフ（QOL）の意味するもの──がん患者を対象にしたQOL指標を手がかりにして」、園田恭一・川田智恵子編『健康観の転換──新しい健康理論の展開』東京大学出版会、一〇五～一一八ページ。
・中川清［二〇〇五］「家族生活と社会政策の関係史──近現代日本を概観する試み」、佐口和郎・中川清編著『福祉社会の歴史──伝統と変容』ミネルヴァ書房、二八一～三二二ページ。

・中川輝彦・黒田浩一郎［二〇〇六a］「大衆誌のなかの『健康ブーム』」〈京都精華大学紀要〉30号、一〇九〜一二八ページ。
・――――［二〇〇六b］「論説のなかの『健康ブーム』――健康至上主義と社会の医療化の『神話』」、森田洋司・進藤雄三編『医療化のポリティクス――近代医療の地平を問う』学文社、二二三〜二四二ページ。
・中川米造［一九八二］「手当ての思想から」〈現代の眼〉22巻2号、六六〜七八ページ。
・仲口路子ほか［二〇〇七］「一九九〇年代の『寝たきり老人』をめぐる諸制度と言説論」「障害学会第四回大会」報告要旨および報告原稿・資料、http://www.arsvi.com/2000/0709nm1.htm。
・中島紀一［一九九八］「有機農業をめぐる戦略的課題に関する一考察――運動的視点と特産型農業視点の間」〈年報村落社会研究〉33集、五五〜八〇ページ。
・なだいなだ［一九八二］「富士見病院問題をめぐって――へそまがりの医者より編集者へ」〈現代の眼〉22巻2号、九〇〜九九ページ。
・二木立［二〇〇七］『介護保険制度の総合的研究』勁草書房。
・日経産業新聞編［一九八七］『ヘルスビジネス――健康志向の市場化戦略』日本経済新聞社。
・日生協創立50周年記念歴史編纂委員会編［二〇〇二］『現代日本生協運動史（下巻）』日本生活協同組合連合会。

・仁平典宏［二〇一一］『「ボランティア」の誕生と終焉――〈贈与のパラドックス〉の知識社会学』名古屋大学出版会。
・日本医科大学付属病院ホームページ　高齢者の総合的機能評価の実施法（日本医科大学付属病院版）、http://hosp.nms.ac.jp/files/hosp/pdf/upload00465.pdf。
・日本システム開発研究所編［一九九一］「21世紀を目指したスポーツ・健康づくり活動に関する調査研究報告書」。
・日本体育・学校健康センター［一九八八］「健康に関する調査報告書――スポーツ愛好者二〇〇〇人に聞く」。
・日本リサーチ総合研究所［一九九二］「高齢者の生きがい健康づくり事業推進のための調査研究事業報告書」。
・根村直美［二〇〇〇］「WHOの〈健康〉概念に関する哲学的検討――その『危うさ』の考察」、原ひろ子・根村直美編著『健康とジェンダー』明石書店、一三～三三ページ。
・年金制度研究開発基金編［一九八五］『中高年者の健康に関する調査――我が国の高齢者の健康とその関連要因（大都市・地方都市・農村の比較）』総合研究開発機構。
・野村佳絵子・黒田浩一郎［二〇〇四］「戦後日本の健康至上主義――健康に関する書籍ベストセラーの分析を通して」〈社会学評論〉55巻4号、四四九～四六七ページ。

・長谷川浩子［一九八六］「横浜市におけるねたきり患者初回訪問状況と事例紹介」〈保健婦雑誌〉42巻、九一二～九二二ページ。
・馬場祐次朗［一九八八］「高齢化社会に対応する文教施策――高齢者の生きがい促進総合事業を中心に」〈教育と情報〉通号366号、三八～四三ページ。
・林雄二郎・今田忠編［一九九九］『フィランソロピーの思想――ＮＰＯとボランティア』日本経済評論社。
・原克［二〇一〇］『美女と機械――健康と美の大衆文化』河出書房新社。
・原山浩介［二〇一一］『消費者の戦後史――闇市から主婦の時代へ』日本経済評論社。
・樋口恵子編［一九九二］『エイジズム――おばあさんの逆襲』学陽書房。
・標準介護予防ケアマネジメント編集委員会編［二〇〇七］『標準介護予防ケアマネジメント』日総研出版。
・福祉自治体ユニット［一九九八］「市町村のめざすべき福祉政策――福祉自治体ユニット共同宣言」〈月刊自治研〉40巻10号、五二～五六ページ。
・藤本建夫［二〇一〇］『何が地方都市再生を阻むのか――ポートピア'81、阪神・淡路大震災、経済復興政策』晃洋書房。
・古舘伊知郎［一九九〇］「古舘伊知郎、怒りの誌上ライブ実況生中継！　今どきのハヤリものを叱る！」

〈週刊明星〉一九九〇年九月二〇日号、七八～八一ページ。
・堀田義太郎［二〇〇九］「介護の社会化と公共性の周辺化」、立命館大学生存学研究センター編〈生存学〉創刊号、二六五～二七八ページ。
・――――［二〇一〇］「単なる生の質――終末期医療とＱＯＬの臨界」、立命館大学生存学研究センター編〈生存学〉2号、一一〇～一三二ページ。
・萬代隆監修［一九九〇］『Quality of Life――ＱＯＬのめざすもの』リブロ社。
・松本吉平［一九九二］「中高齢者の健康・生きがいづくり支援」〈月刊福祉〉75巻12号、五八～五九ページ。
・水野肇［一九七二］『脱半健康時代』経済往来社。
・――――［一九八九］『やっぱり半健康か』フォー・ユー。
・水野肇・青山英康編著［一九九八］『ＰＰＫ（ピンピンコロリ）のすすめ――元気に生き抜き、病まずに死ぬ』紀伊國屋書店。
・美馬達哉［二〇〇三］「身体のテクノロジーとリスク管理」、山之内靖史・酒井直樹編著『総力戦体制からグローバリゼーションへ』平凡社、一六八～二〇一ページ。
・――――［二〇一二］『リスク化される身体――現代医学と統治のテクノロジー』青土社。
・宮岡寿雄［一九八二］『ポートピア'81成功記』学陽書房。

・宮崎辰雄［一九八五］『私の履歴書――神戸の都市経営』日経事業出版社。
・宮本太郎［二〇〇八］『福祉政治――日本の生活保障とデモクラシー』有斐閣。
・――――［二〇〇九］『生活保障――排除しない社会へ』岩波新書。
・森田洋司・進藤雄三編［二〇〇六］『医療化のポリティクス――近代医療の地平を問う』学文社。
・森本兼曩編［一九九一］『ライフスタイルと健康――健康理論と実証研究』医学書院。
・安村誠司ほか［一九九一］「地域の在宅高齢者における転倒発生率と転倒状況」〈日本公衆衛生雑誌〉38巻、七三五〜七四二ページ。
・山崎京子［一九八八］「寝たきり老人および家族の実態と在宅ケアの可能性」〈保健婦雑誌〉44巻、八〇四〜八一三ページ。
・山崎五郎［二〇一一］「研究動向――生政治と統治性の現在」、檜垣立哉編著『生権力論の現在――フーコーから現代を読む』勁草書房、二一七〜二五〇ページ。
・山崎史郎［一九九九］「〝介護予防〟概念の導入――そのねらいと保健婦に期待される役割」〈へるす出版生活教育〉43巻9号、七〜一一ページ。
・――――［二〇〇〇］「生活支援事業で国の福祉政策はどう変わる」〈月刊ケアマネジメント〉11巻3号、一三〜一五ページ。
・山田明［二〇〇三］『公共事業と財政――戦後日本の検証』高菅出版。

・山田昌弘［二〇〇五］『迷走する家族――戦後家族モデルの形成と解体』有斐閣。
・山根一眞［一九七八］「アスレティック・クラブの凋落」〈現代の眼〉19巻10号、五八～六五ページ。
・結城康博［二〇〇八］『介護――現場からの検証』岩波書店。
・――［二〇一一］『日本の介護システム――政策決定過程と現場ニーズの分析』岩波書店。
・吉見俊哉［二〇〇九］『ポスト戦後社会』岩波書店。
・老人保健事業の見直しに関する検討会［二〇〇四］「生活習慣病予防と介護予防の新たな展開に向けて（老人保健事業の見直しに関する検討会中間報告）」。
・ローソン［二〇一二］「社員の健康をサポートする制度を開始」http://www.lawson.co.jp/company/news/070186/。
・和田努［一九八二］『老人で儲ける悪徳病院』エール出版社。
・渡辺彰規［二〇〇三］「晩期フーコーによる〈実践〉分析の要点」〈現代社会理論研究〉13号、一一～二二ページ。
・――［二〇〇五］「後期フーコーにおける権力現象の多層性について――知と権力との多様な関係性に注目して」〈ソシオロジ〉49巻3号、一九～三五ページ。

外国語文献

・Beck, U. [1986] RISKOGESELLSHAFT, Frankfurt: Suhrkamp.――［一九九八］東廉・伊藤美登里訳『危険社会――新しい近代への道』法政大学出版局。

・Bunton,R. [1997] "Popular health, advanced liberalism and *Good Housekeeping* magazine," Petersen, A. and Bunton, R. (eds.), Foucault, Health and Medicine, London: Routledge, 223-248.

・Foucault, M. [1963] Naissance de la Clinique, Paris: Presses universitaires de France.――［二〇一一］神谷美恵子訳『臨床医学の誕生』みすず書房。

・――[1971] L'ordre du discours, Paris: Gallimard. ――［一九八一］中村雄二郎訳『言語表現の秩序』河出書房新社。

・――[1975] Surveiller et Punir-Naissanc de la Prison, Paris: Gallimard. ――［一九七七］田村俶訳『監獄の誕生――監視と処罰』新潮社。

・――[1994] Dits et écrits,tome IX 1982-1983. edition etablie sous la direction de Daniel Defert et Francois Ewald, Paris: Gallimard. ――［二〇〇一］小林康夫ほか編『ミシェル・フーコー思考集成Ⅸ 自己／統治性／快楽』筑摩書房。

・――[1997] Il faut défendre la société , Paris: Gallimard. ――［二〇〇七］石田英敬・小野正嗣訳『社会は防衛しなければならない』筑摩書房。

・——— [2000] Power, New York: New Press.

・——— [2004] Sécurité, territoire, population, Paris: Gallimard. ——〔二〇〇七〕高桑和巳訳『安全・領土・人口』筑摩書房。

・Kats, S. et al. [1963] “Studies of Illness in the Aged. The index of ADL:A standardized measure of biological and psychosocial function,” JAMA, 185(12), 914-919.

・Katz, S. et al. [1983] “Active life expectancy,” The New England Journal of Medicine, 309(20), 1218-1224.

・Lupton, D. [1999] Risk, London: Routledge.

・Miller, P. and Rose, N. [2008] Governing the Present, Cambridge: Polity.

・Osborne, T. [1997] “Of Health and Statecraft,” in Petersen, A. and Bunton, R. (eds.), Foucault, Health and Medicine, London: Routledge, 173-188.

・Rothstein, W. G. [2003] Public health and the risk factor:a history of an uneven medical revolution, New York: University of Rochester Press.

著者紹介

高尾将幸（たかお・まさゆき）

1980年、長崎県長崎市生まれ。

筑波大学大学院博士課程人間総合科学研究科単位取得退学後、東洋大学ライフデザイン学部助教を経て、現在、東京理科大学理学部助教。博士（体育科学）。

専門は、スポーツ社会学、統治性論。

共著書として、『幻の東京オリンピックとその時代——戦時期のスポーツ・都市・身体』（2009年）、『〈オリンピックの遺産〉の社会学』（2013年、共に青弓社）がある。

他の業績として、「身体と健康をめぐる政治学の現在——後期フーコーによる統治性論の射程」（スポーツ社会学研究第18巻第1号、2010年）などがある。

「健康」語りと日本社会
——リスクと責任のポリティクス——

（検印廃止）

2014年11月20日　初版第1刷発行

著者　高尾将幸
発行者　武市一幸

発行所　株式会社　新評論

〒169-0051
東京都新宿区西早稲田 3-16-28
http://www.shinhyoron.co.jp

電話　03(3202)7391
FAX　03(3202)5832
振替・00160-1-113487

落丁・乱丁はお取り替えします。

定価はカバーに表示してあります。

印刷　フォレスト
製本　中永製本所
装幀　山田英春

Printed in Japan
ISBN978-4-7948-0983-4